Barbara Mayr

Mein Pilates-Rückenbuch

Sanft aufrichten und jung bleiben!

EXTRA

Gratisdownload www.pilates.de

UEBERREUTER

ISBN 978-3-8000-7392-4

Cover und Layout: Claudia Stockinger, www.claudiastockinger.at

Illustrationen: Sabine Gasper Mautes, www.ig2.at; Christiane Schmitt, www.illustration-schmitt.de

Fotos: Dimo Dimov

Druck: Druckerei Theiss GmbH, A-9431 St. Stefan i. L.

7 6 5 4 3 2 1

Ueberreuter im Internet: www.ueberreuter.at

Inhalt

Auf geht's!

» *Wir sehen immer den besseren Weg. Doch wir beschreiten meistens nur den, den wir gewohnt sind.* «

Paul Coelho

»Wie wird man Weltmeister und Olympiasieger? Mit viel Leidenschaft und einem langen Atem! Was braucht man noch? Man muss gut auf den Beinen stehen. Diese helfen einem, Leidenschaft und Ausdauer auf den Boden zu bringen. Jetzt wissen Sie, worauf es ankommt.

Seien Sie nett zu Ihren Beinen. Beginnen Sie mit Ihren Füßen. Achten Sie auf Ihr Gleichgewicht, Ihre Geschicklichkeit und Elastizität. Barbara Mayr zeigt Ihnen, wie das geht.

Viel Erfolg und alles Gute für Sie.«

Ihr Franz Klammer

(Olympiasieger und mehrfacher Weltmeister)

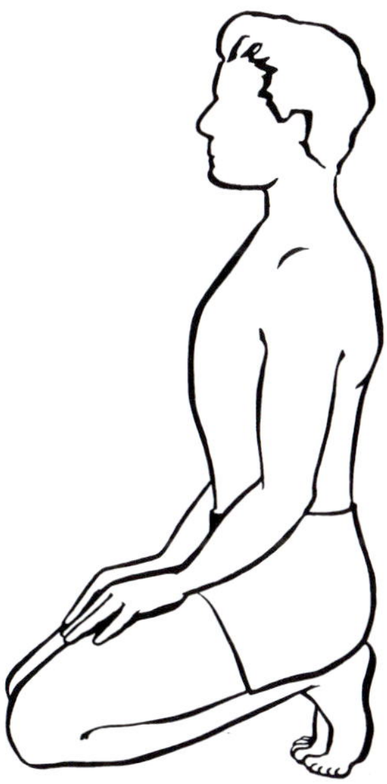

Übungstipp von Franz Klammer für den Rücken: Knien mit aufgestellten Zehen, fünf Sekunden lang; langsam steigern

Lesen kann Ihren Körper verändern

Drei Schüssel zu mehr Lebensqualität. Drei Grundsätze fürs Training. Ja, und: Bitte lächeln!

Mein Pilates-Rückenbuch hilft Ihnen, freier zu leben. Dazu gibt es drei Schlüssel: **Atmen** Sie bewusst, aktivieren Sie Ihre **Rumpfmuskulatur** und stehen Sie aufmerksam, also bewusst, **auf beiden Beinen.** So einfach können Sie Ihre Lebensqualität verbessern. Indem Sie Verspannungen lösen, erhalten Sie Ihre Elastizität zurück, und damit auch Wohlbefinden und Attraktivität. Bewusstes Atmen wird Sie entspannen und vitalisieren. Ihr Körperzentrum wird Ihnen helfen, diese belebende Wirkung gut koordiniert für sich zu nutzen. Und Ihre Füße werden Ihnen »Flügel« verleihen. Gehen Sie mit mir gemeinsam diesen Weg – ich lade Sie herzlich dazu ein.

Drei Grundgedanken fürs Training
möchte ich Ihnen gleich zu Beginn mitgeben:

1. Speed kills:

Trainieren Sie daher langsam. Ruckartige, schnelle Bewegungen vermindern die Trainingseffizienz und -sicherheit. »You must always do it slowly and smoothly. Then your whole body is in it.« (*»Trainiere immer sanft und langsam. Dann ist dein ganzer Körper dabei«; Joseph Pilates*)

2. Genauigkeit lohnt sich:

»Das kann ich schon« – dieser Gedanke ist der Hauptfeind bei jedem Training. Aufmerksame, konzentrierte Bewegungen erhöhen die Wirksamkeit. Erfreuliche Nebenwirkung: Sie bauen Stress ab und bekommen den Kopf frei für Neues.

3. Übertreibung schadet:

Eine Bewegung, die Sie nicht langsam und kontrolliert ausführen können, schadet mehr, als sie nützt. Übertreibung erhöht das Verletzungsrisiko und begünstigt sogar vorzeitiges Altern.

Lassen Sie sich durch Ihre Erfolge motivieren. Sie sind Ihrem Ziel bereits viel näher, als Sie glauben. Und: Lächeln Sie so oft wie möglich!

Wozu lächeln?

Stress manifestiert sich oft in Verspannungen. Beispiele dafür sind hochgezogene Schultern, zusammengebissene Zähne, eingezogener Kopf. Das alles verspannt unsere Kiefer-, Gesichts- und Nackenmuskulatur. »Lächeln« bedeutet, sich selbst innerlich und äußerlich wohlwollend zuzulächeln. Das wirkt ent-

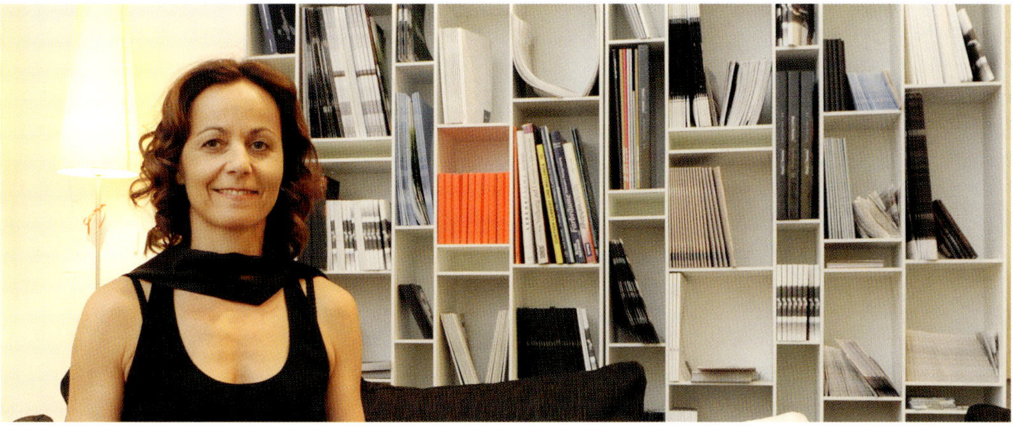

spannend auf die Gesichts- und die benachbarte Kopf-, Nacken- und Halsmuskulatur. Durch verbesserte Durchblutung entspannen sich auch wichtige Muskelpartien und Sie erreichen – sozusagen als Draufgabe – eine gute Sauerstoffversorgung der Schädelbasis mit den vegetativen Hirnzentren. *(Wenzel, Qi-Gong, S. 321)*

Wer zusätzliche Belege braucht: Der Musikpädagoge und Qi-Gong-Lehrer Frank Hartmann meint, dass Verspannungen in den genannten Bereichen »der Luft den Durchgang« abschnüren und so die Sauerstoffaufnahme und die Energie herabsetzen. *(www.musikstudio-hartmann.de)* Ein geringeres Energieniveau aber bedeutet verminderte Beweglichkeit und vermehrten Stress. Verspannungen an der Schädelbasis können sogar den Fluss des Empfindens vom Körper in den Kopf blockieren. *(Lowen, Depression, S. 57f.)*

Mit 30 Sekunden sind Sie schon dabei.

Es geht schneller, als Sie denken: 30 Sekunden Fußmassage, und Sie spüren eine angenehme Wirkung. Diese Zeit genügt, um Ihren Nacken und Ihre Schultern zu entspannen. Für die Steigerung Ihrer Atemkapazität werden Sie etwa drei Monate Training benötigen. Vorausgesetzt, Sie gönnen sich täglich drei bis fünf Minuten bewusstes Atmen.

Nach etwa drei Monaten werden Sie auch eine Verbesserung Ihres Immunsystems feststellen. Verspannungen dauerhaft zu vermeiden, benötigt noch ein wenig mehr Zeit. Wie viel? Sechs bis zwölf Monate. Das hängt ganz von Ihnen ab.

Eines ist aber ganz sicher: Sie werden Erfolg haben, wenn Sie regelmäßig Atmung, Entspannung und Beweglichkeit trainieren.

Viel Erfolg und alles Gute für Sie

Ihre Barbara Mayr

Atmung – mehr als nur Luftholen

Die einfachste Sache der Welt: Atmen, gezielt eingesetzt, kann sogar schlank machen. Und Atemübungen können Sie überall unbemerkt in aller Öffentlichkeit, ausführen.

Zum Glück ist Atmen ja etwas Selbstverständliches. Jeden Atemzug seines Lebens selbst in Gang zu setzen, wäre ein Ding der Unmöglichkeit.

Die Ausnahme – also bewusstes, **selbst gesteuertes Atmen** – ist hingegen ein wichtiger Teil des Pilates-Trainings. Im Gegensatz zu anderen Organen (Leber, Niere usw.) kann Atmen von unserem Willen beeinflusst werden.

»Atmung ist die Grundlage« und »richtig zu atmen, ist die erste Aufgabe«, schrieb Joseph Pilates 1934 in der Dokumentation seiner Methode *(Pilates, Your Health)*.

Er war einer der Ersten, die die richtige Atmung als Grundlage für den Trainingserfolg betonten.

Um seinen KlientInnen die Bedeutung der bewussten Atmung zu vermitteln, baute Joseph Pilates eine Art Windrad mit Strohhalm *(»Breathing Wheel«; www.pilates-gratz.com)*. Sie können es mit einem Strohhalm und einem Spielzeug-Windrad selbst ganz leicht nachbauen und mit einfachen Mitteln nachvollziehen, wie viel Energie beim bewussten Atmen freigesetzt wird. Machen Sie sich den Spaß – und wenn das Windrad nicht mehr gebraucht wird, freuen sich Kinder, Enkelkinder oder Neffen darüber.

Über die positiven Wechselwirkungen zwischen Atmung und Körper gibt es mittlerweile sehr viel Literatur. ÄrztInnen, TherapeutInnen, Atem- und YogalehrerInnen empfehlen unterschiedliche Methoden, um den Atem zur Verbesserung von Gesundheit und Trainingserfolg zu nutzen.

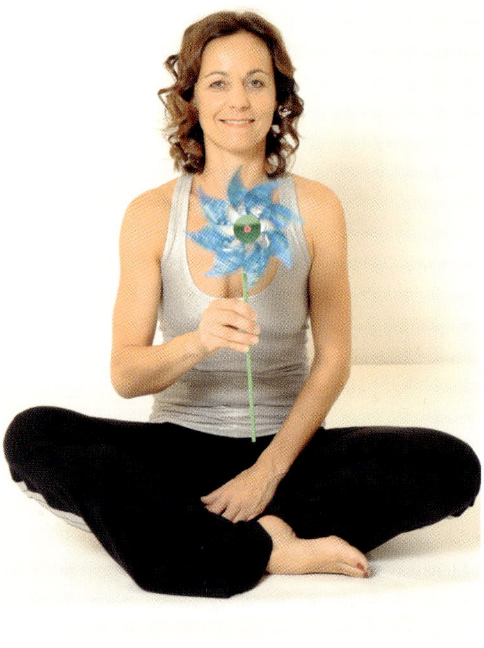

Pilates Breathing Wheel

Auch die so genauen Wissenschaftler haben es bestätigt: »Die Konzentration auf die Atmung stimuliert den Kreislauf. Das Herz pumpt mehr Blut. Dadurch werden Gehirn, Nerven, Organe und Muskeln besser mit Nährstoffen versorgt.« So erklären der amerikanische Arzt Dharma Singh Khalsa und sein Co-Autor Cameron Stauth im Jahr 2002 die Bedeutung des Atmens *(Khalsa, Stauth, Meditation)*. Sie betonen auch die Wechselwirkungen zwischen der Atembewegung und der Dickdarm- und Leberfunktion sowie die positive und unterstützende Wirkung auf die Verdauung. Khalsa ist sogar davon überzeugt, dass die Atmung (durch das Zentralnervensystem) die Bewusstseinsvorgänge des Menschen und damit sein Empfindungs- und Gefühlsleben beeinflusst. Unbestritten ist für ihn die belebende Wirkung der Atmung auf die gesamte Wirbelsäule.

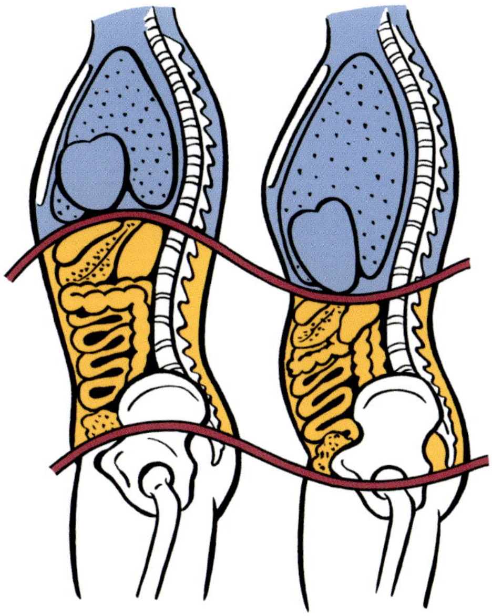

Der Wiener Osteopath und Physiotherapeut Alexander Toth beschreibt, dass alle inneren Organe am Zwerchfell »aufgehängt« sind. Mit jedem Atemzug bewegen Sie also automatisch ganz sanft auch Leber, Nieren, Milz, Magen und andere Organe.

»Die vertiefte Aus- und Einatmung schafft Druckverhältnisse, die sich rhythmisch verändern und die sich günstig auf Brust- und Bauchorgane auswirken, insbesondere auch auf Darm und Nieren«, schreibt auch der deutsche Arzt Hans Greissing (1925–2002). Eine gut koordinierte Einatmung und die Absenkung des Zwerchfells führen zu einer maximalen Entfaltung des Lungengewebes. Dadurch wird die mit Sauerstoff angereicherte Blutmenge erhöht.

Atem- und Qi-Gong-Lehrer wie der in München lebende Meister Zhi Chang Li oder die Körpertherapeutin Inka Jochum erhärten die Atem-Theorie: In der Traditionellen Chinesischen Medizin (TCM) wird die Lunge als jenes Organ gesehen, das mit Mut, Rechtschaffenheit, Anpassungsfähigkeit, Loslassen und Leere verbunden ist. Trauer, Kummer und Depression gelten in der TCM als Zeichen einer geschwächten Lunge. Sogar Haut und Haare sollen von einer gut funktionierenden Lunge abhängig sein.

Das alles kann durch einfaches, aber bewusstes Atmen entstehen. Kein Wunder, dass Joseph Pilates so große Stücke auf Atmung hielt.

Atmen macht schlank! Die Muskeln, die beim Ausatmen aktiviert werden, laufen wie Teile einer Spirale rund um unseren Körper. (Wenn Sie es genau wissen wollen, es sind dies: Rippenhaltemuskeln, Brustmuskeln, Zwerchfell, innerer, quer verlaufender Bauchmuskel, diagonale und schräge Bauchmuskeln, Beckenbodenmuskulatur, Oberschenkelmuskeln.)

Stellen Sie sich den Verlauf dieser Muskelgruppen wie die Streifen einer Bandage vor. Pilates-Trainer wie Marie José Bloom oder der Arzt Richard Smišek sprechen von »spiralförmig angeordneten Muskelgruppen«. Der Schweizer Arzt Christian Larsen hat, basierend auf dieser Erkenntnis, seine Trainingsmethode »Spiraldynamik« entwickelt.

Beim Ausatmen halten wir unsere Körpermitte mit diesen Muskelgruppen fest. Sie können diesen Effekt gleich nachspüren: Achten Sie dabei darauf, wie Ihr unterer Brustkorbbereich und Ihre Taille beim Ausatmen schmäler werden. Das Ausatmen bewirkt zusätzliche körperliche Reaktionen: Ihre Zwischenrippenmuskulatur und Ihr Zwerchfell werden entspannt.

Beim Ausatmen werden wir außerdem Schadstoffe (»verbrauchte Luft«) los, die unser Körper angesammelt hat.

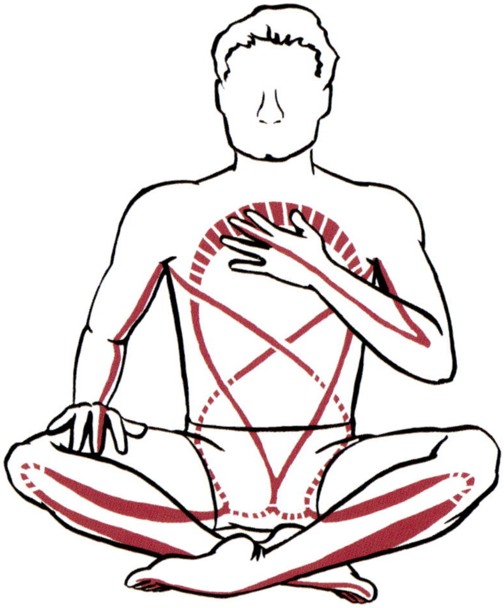

Schematische Darstellung einiger Muskelschlingen, an denen die Bauchmuskulatur beteiligt ist (nach Tittel, Anatomie des Menschen, S. 267)

Kein Ausatmen ohne Einatmen. Das Wichtigste beim Einatmen ist die Aufnahme von frischer Energie in Form von Sauerstoff. Dies ermöglicht die Nährstoffversorgung und Durchblutung der Muskeln und das hilft, Verspannungen zu vermeiden oder abzubauen. (Ich hoffe natürlich, dass Sie gar nicht wissen, wie sich Verspannung anfühlt!)

Das Faszinierende am Atemtraining: Es ist völlig kostenlos und überall durchführbar. Man braucht keine Sportgeräte, nicht einmal besondere Kleidung (außer vielleicht einen etwas gelockerten Hosengürtel).

Das Atmen mit all seinen positiven Nach- und Nebenwirkungen spielt sich täglich etwa 23.000 Mal in unserem Körper ab, überwiegend ohne bewusste Wahrnehmung. Ebenso »unbemerkt« bewegen Sie etwa zwölfeinhalb Kubikmeter Luft pro Tag mit Ihrer Atemmuskulatur. Tag für Tag, Ihr Leben lang!

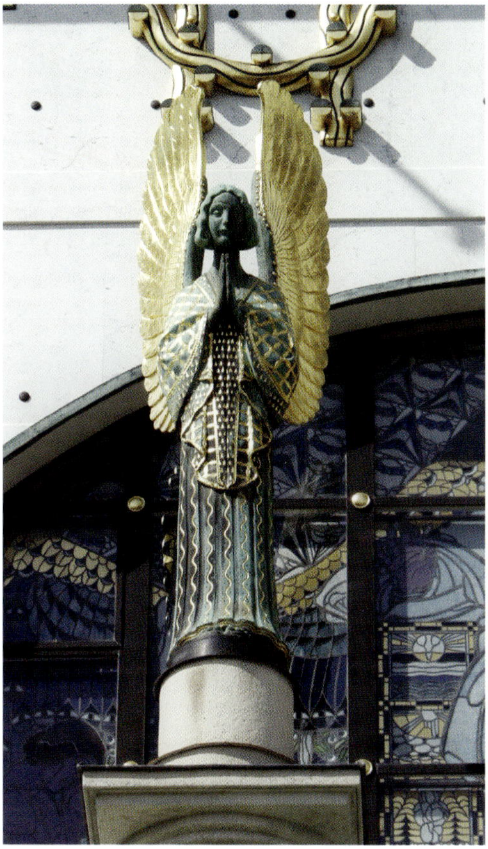

Viele alte Hochkulturen erkannten schon die Bedeutung des Atems. Daher wurden Begriffe wie »Pneuma« und »Odem« nicht nur für den Atem, sondern auch für Geist und Seele verwendet.

Die alten Ägypter verehrten unter anderem die Göttin Selket. Selket bedeutet so viel wie »Die, die atmen lässt«. In der hinduistischen Lehre steht das Wort »Prana« für Lebensatem oder Lebenshauch und wird als die universelle Lebensenergie oder Lebenskraft angesehen. Ähnliche Bedeutung haben die Worte Qi (sprich: »tschi« / China) und Ki (sprich: »ki« / Japan). Ganzheitliche Trainingslehren wie Yoga sehen noch heute den Atem als Mittler zwischen Körper und Bewusstsein.

Durch dauerhafte Konzentration auf die Atmung und durch bewusst ausgeführte Atemtechniken können die Bewusstseinsvorgänge beeinflusst werden. Ähnliche Effekte, wie wir sie auch bei vielen Meditations- und Entspannungstechniken beobachten können.

Sie sehen, welch großen Einfluss die Atmung auf Ihr Wohlbefinden, Ihre Haltung und die Qualität Ihrer Bewegungen hat. Deshalb hat das Atmen bei den Übungen in diesem Buch eine wichtige Schlüsselfunktion. Bei jeder Übung werden Sie Anregungen zur Atmung finden. Bitte nützen Sie dieses Potenzial, um Ihren Trainingserfolg positiv zu beeinflussen.

In einem Atemzug gesagt: Wohlbefinden, Muskelentspannung, Konzentration, Lebenshaltung und sogar die Figur können durch bewusstes Atmen verbessert werden. Auch im nächsten Kapitel, über das Powerhouse, spielt das Atmen eine große Rolle.

Die Kraft, die aus der Mitte kommt

Wo die Atmung sich entfaltet – das kraftvolle Gebäude POWERHOUSE. Wie der Beckenboden erforscht wird und die Muskelgruppen mitspielen.

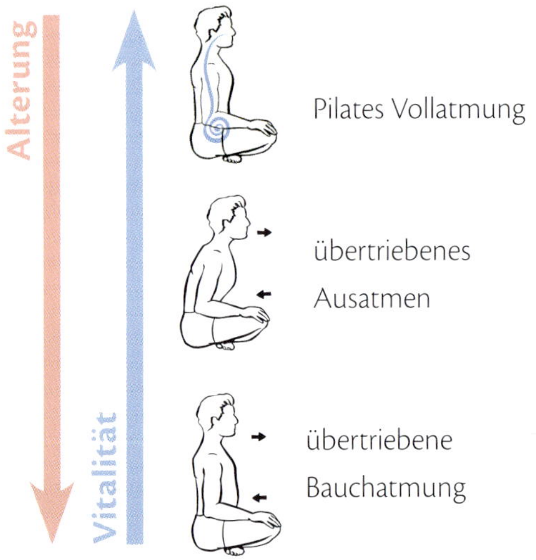

Atmung und Lunge bringen frischen **Sauerstoff** und so richtig »Power« in den Blutkreislauf und damit ins **Zentrum.** In der Körpermitte zirkuliert ja mehr als die Hälfte des Blutvolumens. Nieren, Leber und Eingeweide bekommen zusammen 55 Prozent der über die Atmung aufgenommenen Energie. *(Klein et al., Biomechanik)*

Die um die **Körpermitte** mehrschichtig angeordneten Muskelgruppen (nicht zu verwechseln mit den meist männlichen »Biermuskeln« oder »Schwimmreifen«) sind die zweite Quelle für die Kraft aus der Mitte. Die von mir sehr verehrte Pilates-Trainerin Marie José Bloom *(www.longbeachdance.com)* bezeichnet diese Muskelgruppen im Becken-, Bauch- und Rückenbereich als **Powerhouse** (Kraftzentrum). Dieser Ausdruck hat in der großen Pilates-Familie fast überall Verbreitung gefunden. Er wird uns auch in diesem Buch begleiten.

Das **Powerhouse** ermöglicht Ihnen die natürliche, aufeinander abgestimmte Bewegung von Rumpf, Armen und Beinen mit geringem Energieaufwand. Mit der Kraft aus der Mitte verbessern Sie überdies auch Ihre Körpersprache und Ausstrahlung.

Der wichtigste Rückenmuskel ist der vielgeteilte Muskel an der Wirbelsäule (Musculus multifidus). Er spannt sozusagen den Rücken auf, indem er die Querfortsätze der Wirbel mit den darüber liegenden Dornfortsätzen verbindet. Dieser fächerförmigen Anordnung verdankt er auch seinen Namen.

Der Beckenboden – unbekanntes Terrain

Der Beckenboden gehört zum Powerhouse wie die Hauptstadt zum Land. Er ist trotzdem für viele, vor allem männliche Wesen, ein »spanisches Dorf«. Dabei sollten wir ihn gut kennen und bewegen lernen.

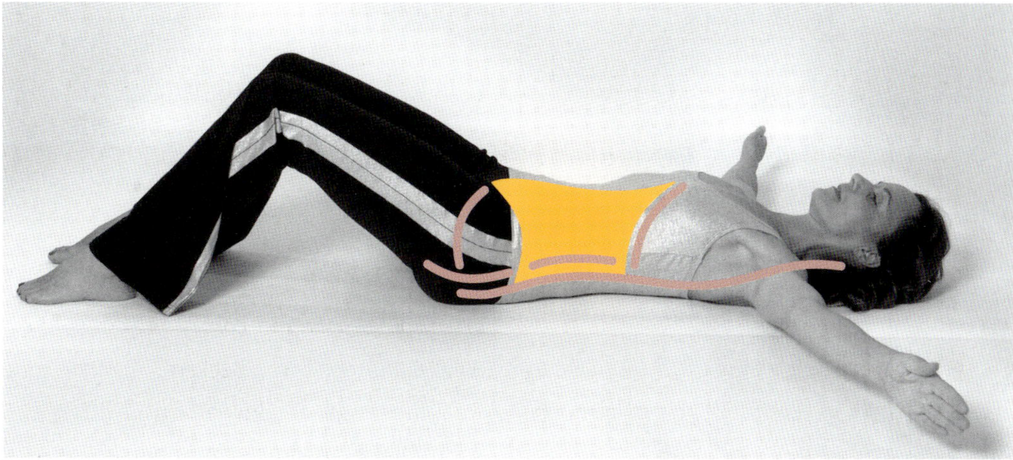

»Die Fantastischen Fünf« für die Kraft aus der Mitte: »Pilates Powerhouse« – Beckenboden, quer liegender Bauchmuskel, Zwerchfell, Lendendarmbeinmuskel und der vielgeteilte Muskel an der Wirbelsäule

Unglaublich, aber wahr. Das Becken ist die »Wiege« unseres Körpers. Der Beckenboden ist ein Gesamtkunstwerk aus Muskeln, Bändern und Nerven. Er ist auch ein wichtiges Zentrum für erotische Empfindungen. Die Leistungsfähigkeit des **Beckenbodens** ist enorm. Jede Aufmerksamkeit, die wir ihm widmen, kommt uns mehrfach zugute.

Schon das bewusste Wahrnehmen des **Beckenbodens** fördert dessen Durchblutung. Das erhält die Leistungsfähigkeit der Muskelstrukturen. Es fühlt sich gut an und wirkt sich auch positiv auf unsere Rücken-, Bauch- und Beinmuskeln aus. Das Powerhouse ist ebenso mit dem **Beckenboden** vernetzt wie unsere Oberschenkelmuskulatur. Gute Haltung, geschmeidiger Gang und ein kräftiger, gerader Rücken haben ihre Basis in einem leistungsfähigen **Beckenboden**. Östliche Bewegungslehren schätzen den Beckenboden als Quelle der Lebensenergie (Wurzelchakra = Kreis, Scheibe). Im tantrischen Hinduismus, im buddhistischen Vajrayana, im Yoga und in der Traditionellen Chinesischen Medizin wird der **Beckenboden** mit Stabilität, Lebenswillen, Lebenskraft, Selbsterhaltungstrieb, Sicherheit, Urvertrauen, Erdung und Aufnahme der Erdenergie in Verbindung gebracht. Auf der körperlichen Ebene werden dem **Beckenboden** der Dick- und Enddarm, der Ischiasnerv, die Nebennieren, Knochen, Beine, Füße, Zähne, Nägel, die Blutbildung und die Verdauung zugeordnet.

Manche Menschen vertreten die Ansicht, das Thema **Beckenboden** sei reine Frauensache. Möglicherweise sind das aber Männer, die ausschließlich in Potenzpillen und anderen Hilfsmitteln, nicht aber auch durch Arbeit an ihrem Körper ihr Glück suchen. Doch solche gibt es ja immer weniger ...

Ein aktiver **Beckenboden** regt bei Frauen und Männern die Vitalität (Lebenskraft) an. Gesteigert werden körperliche Leistungsfähigkeit, geistige Fitness, Ausstrahlung, Selbstvertrauen, Lust und Lebensfreude.

Um den **Beckenboden** zu aktivieren, stellen wir uns vor, unsere Urinal-, Vaginal- und Analöffnungen gleichzeitig zu schließen, ohne dabei die äußeren »großen« Gesäßmuskeln zusammenzukneifen (sonst kippt das Becken aus der neutralen Position).

Ein aktiver **Beckenboden** ist ein Geschenk, das Sie sich unbedingt erhalten sollten. Ihre Becken-Vitalkraft können Sie jederzeit und überall einfach ankurbeln. Etwa indem Sie bewusst atmen. Beim Ausatmen hebt sich der **Beckenboden.** Blase, Dick- und Dünndarm sowie die geschlechtsspezifischen Organe – Prostata, Gebärmutter, Eierstöcke – werden sanft bewegt.

Die Wirbelsäule richtet sich auf. Die Wirbelkörper und Bandscheiben werden entlastet. Durch die Entspannung sinken die Schulterblätter ganz natürlich nach unten. Das befreit auch die Sehnen und Bänder im Nacken. Jeder bewusste Atemzug verstärkt diese Wirkung.

Verbinden Sie sich mit Ihrer Becken-Vitalkraft. Es ist ein einfacher, bewährter Weg, um sich jünger und lebendiger zu fühlen. Ihr **Beckenboden** erleichtert bekannte Bewegungen.

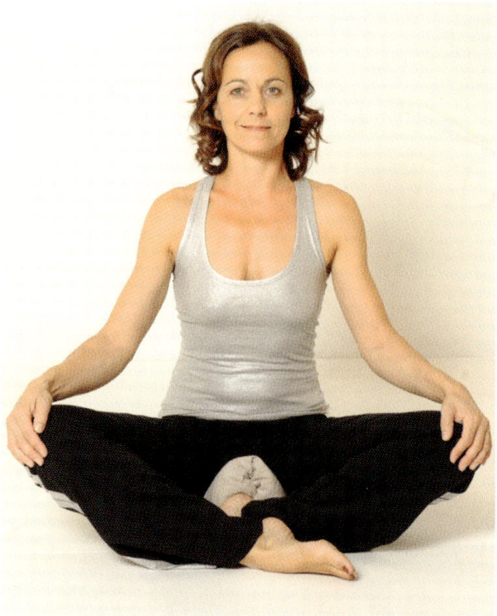

Um Ihren Beckenboden zu spüren und damit besser zu trainieren, können Sie sich auf ein zusammengerolltes Kissen setzen.

Starten Sie ganz normale Tätigkeiten bewusst aus dem Becken. Ihre Bewegungen werden dadurch dynamischer und es baut sich ein lustvolles Wohlgefühl auf.

Powerhouse bringt Bewegungs-Power, würde heute der begnadete Joseph Pilates formulieren.

Der Sportwissenschaftler und mehrfache Olympiatrainer Lothar Pöhlitz schreibt über die Bedeutung des Körperzentrums: Eine schwache Muskulatur rund um das Körperzentrum führt zu mehr Energieverlust und behindert die Bewegung des Gesamtsystems.

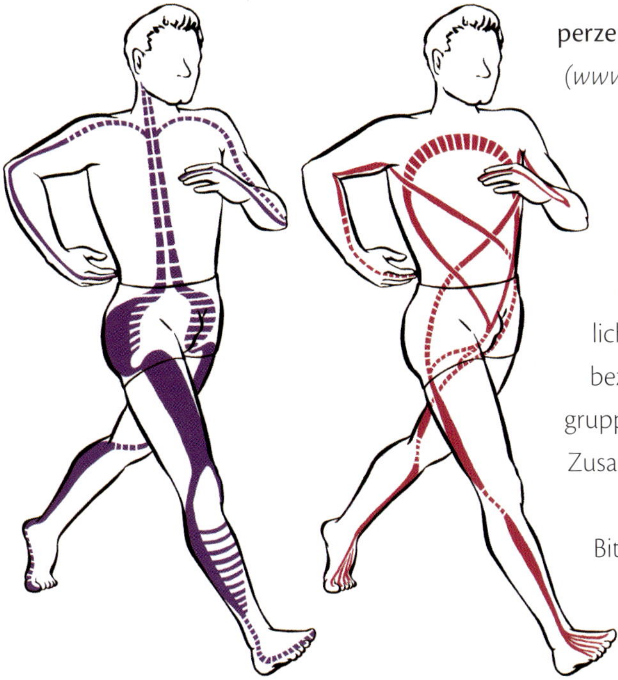

Die violette Muskelschlinge sorgt für die Streckung des Rückens, der Arme und der Beine; die rote Muskelkette zeigt den Verlauf der für die Beugung zuständigen Muskelgruppen; ein trainiertes Körperzentrum oder Powerhouse ermöglicht das natürliche Gleichgewicht beider Muskelgruppen (nach Tittel, Anatomie des Menschen).

Ein schwaches »Zentrum« verhindert eine Leistungssteigerung beim Training und ist oft die Ursache für Verletzungen und Instabilität. Mehr Kraft und Bewegungsspielraum rund um das Zentrum zu schaffen ist deshalb das wichtigste Ziel. Wichtig ist dabei, die Trainingsanforderungen langsam und gleichmäßig zu steigern. Pöhlitz unterstreicht auch die Bedeutung des harmonischen Zusammenwirkens der Muskulatur des **Körperzentrums** mit den **Beinen** und **Füßen**. *(www.la-coaching-academy.de)*

Die laufende Figur hat eine gewisse Ähnlichkeit mit dem Profil von Joe Pilates im Alter von 53 Jahren. Die eingezeichneten Linien veranschaulichen sechs wichtige Muskelketten. So bezeichnet die Sportwissenschaft Muskelgruppen, die reaktionsartig miteinander in Zusammenhang stehen.

Bitte beachten Sie die Konzentration und die Kreuzungspunkte dieser Muskelketten in der **Körpermitte**. Ein aktiviertes **Powerhouse** gewährleistet durch das natürliche Aufrichten des Körpers eine reibungslose Muskelreaktion. Das **Powerhouse** sorgt also im wahrsten Sinne des Wortes für eine gute, ganzheitliche Beweglichkeit vom Kopf bis in die Zehenspitzen.

Wenn wir uns bewegen, werden meist mehrere Muskelgruppen gleichzeitig aktiviert. Deshalb ist es sinnvoll, diese Muskelschlingen gezielt zu trainieren. Ein Beispiel: großer Brustmuskel, äußerer schräger Bauchmuskel, diagonal liegender innerer schräger Bauchmuskel, mittlerer Gesäßmuskel, Schenkelbindenspanner, Schienbeinmuskel. *(Tittel, Anatomie des Menschen)*

Auch Ihre Bauchmuskulatur ist mit den Beinen verbunden. Diese Muskelgruppe besteht

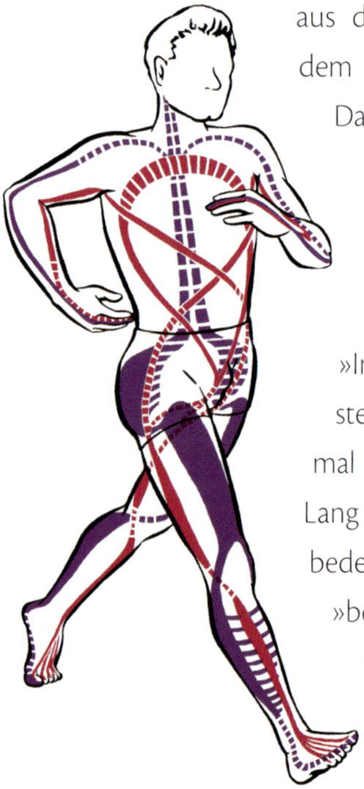

aus der Bauchmuskulatur, dem Lendenmuskel, dem Darmbeinmuskel und dem ersten Kopf des vierköpfigen Schenkelstreckers.

»Im Sitzen gut dazustehen« ist manchmal gar nicht so einfach. Lang andauerndes Sitzen bedeutet für die dabei »beanspruchten« Muskelketten eine starke einseitige Belastung.

Zusammenwirken von Muskelschlingen im Körperzentrum (nach Tittel, Anatomie des Menschen)

Kein Wunder also, wenn diese Muskulatur mit einer »Verkürzung« (genau genommen heißt es »muskuläre Dysbalance«) unfreundlich reagiert. Die Verkürzung beeinträchtigt die Bewegungsfähigkeit und -geschwindigkeit. Auf lange Sicht können Verspannungen oder Muskelschmerzen die Folge sein. Außerdem führt »Muskel-Ungleichgewicht« auch zum Schrumpfen der Muskulatur (Muskelreduktion). Und noch eine ungute Folge: Die aus dem Gleichgewicht geratenen Muskeln verringern die Beweglichkeit und Reaktionsfähigkeit anderer Muskelpartien (der sogenannten Gegenspieler, Antagonisten). *(Tittel, Anatomie des Menschen, S. 192ff., 196, 241)*

Nach so viel Schwarzmalerei jetzt aber die ausgesprochen gute Nachricht: Schon mit einer einfachen Neigung des Oberkörpers oder einer Veränderung der Beinstellung können Sie die Belastung dieser Muskelgruppen positiv beeinflussen. Durch die zusammenhängenden Muskelverbindungen bringt jede Bewegung auch ein ganzes Muskelgefüge in Bewegung, gleichsam wie eine Kettenreaktion.

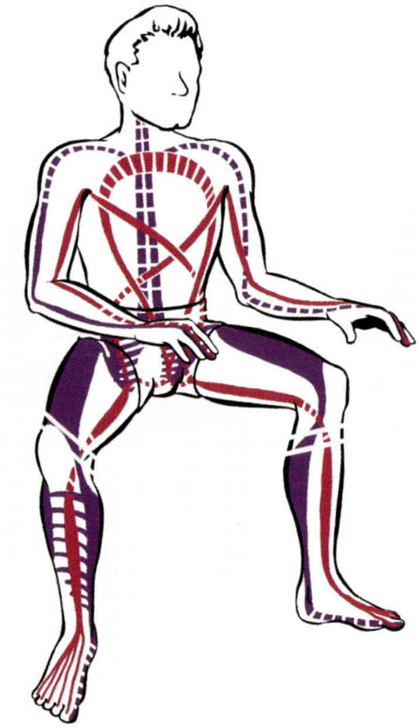

Das Powerhouse unterstützt das Gleichgewicht der Muskelschlingen und erhält dadurch die natürliche Beweglichkeit und Reaktionsfähigkeit.

Aufrechtes Sitzen mit aktiviertem **Powerhouse** und häufigem Positionswechsel wirkt also im wahrsten Sinne des Wortes entlastend. Sie können so möglichen Bewegungseinschränkungen vorbeugen.

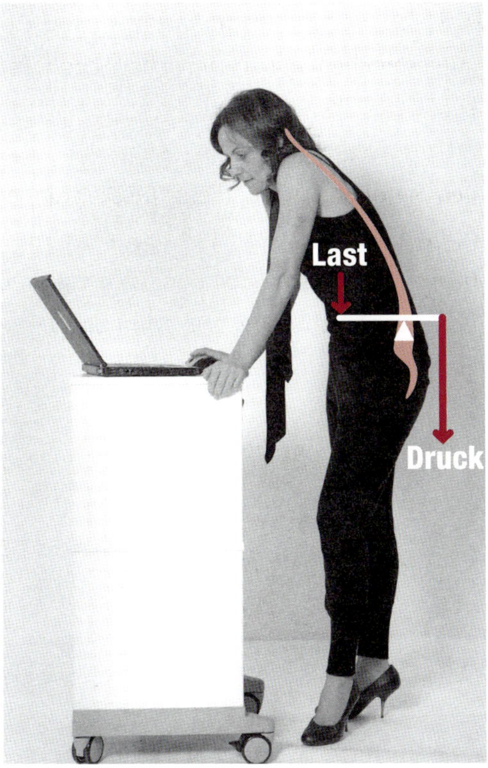

Ein krummer Rücken zwingt die Rückenmuskeln mehr Kraft aufzuwenden: dadurch steigt die Belastung der Bandscheiben; zu niedrige Tische und Arbeitsflächen fördern eine krumme Haltung.

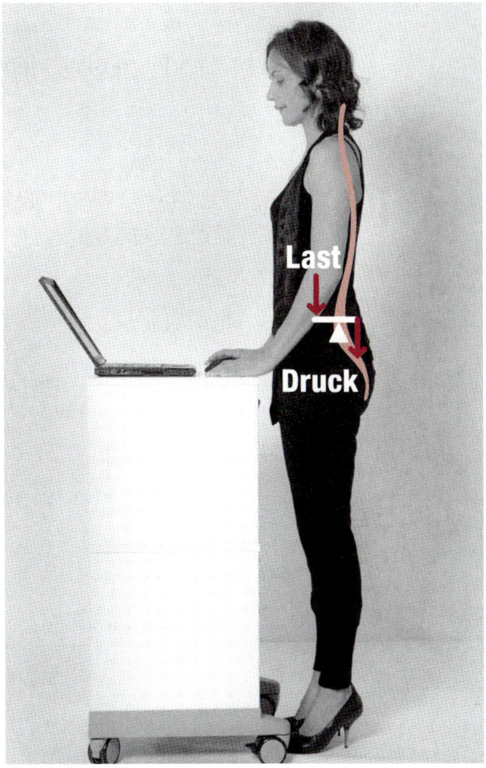

Die natürliche Aufrichtung entlastet die Rückenmuskulatur und Bandscheiben; höhere Tische und Arbeitsflächen erleichtern die Aufrichtung der Wirbelsäule (Klein, Laube, Schomacher, Voelker: Biomechanik, Bewegungslehre, Leistungsphysiologie, Trainingslehre, Thime 2005).

Mit aktiviertem **Powerhouse** und seinen fünf fantastischen Muskelgruppen schützen und stützen Sie Ihre Körpermitte und Ihren Rücken auch im Stehen.

Auf dem linken Bild lasse ich mich in die Bänder der Wirbelsäule hineinhängen. Deshalb müssen diese mehr (passive) Kraft aufwenden. Ein Training in dieser schlaffen Haltung erhöht die Belastung der betroffenen Wirbelkörper. Der einfachste Weg, um diese nachteiligen Kräfte zu vermeiden, ist das natürliche Aufrichten und die Aktivierung des **Powerhouses**.

Auf dem rechten Bild aktiviere ich meine Powerhouse-Muskeln. Ich verringere die Belastung an der Wirbelsäule durch natürlich-aufrechte Haltung. Das verringert auch den Druck, mit dem die Last des Bauches und Oberkörpers auf die Wirbelsäule wirkt. So werden die betroffenen Rückenmuskeln und Bandscheiben entlastet.

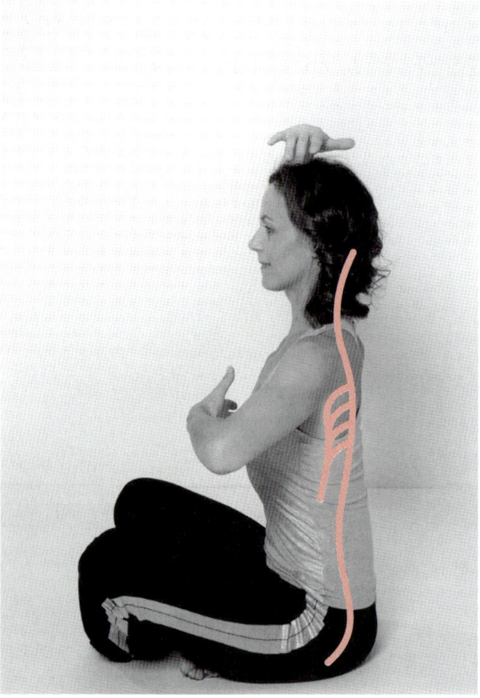

Die Grafik zeigt schematisiert die Lage des sympathischen Nervensystem im Bereich der Wirbelsäule; lang andauernde krumme oder schiefe Haltung kann die Blutversorgung und die Funktionsfähigkeit der Nerven nachteilig beeinflussen.

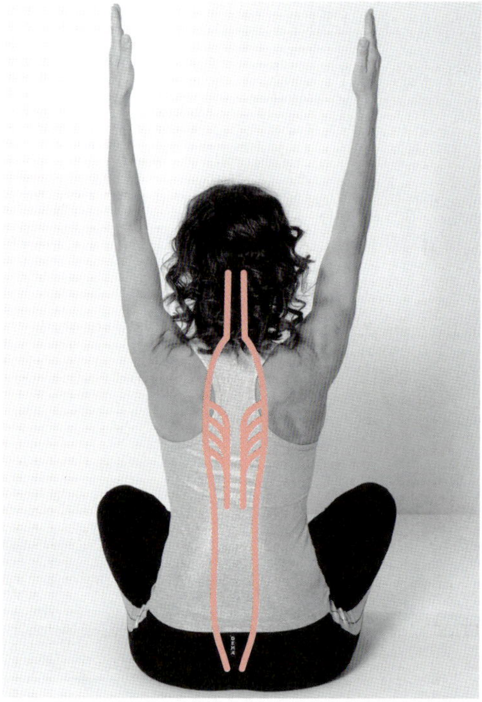

Die aufrechte Haltung und bewusste Bewegung begünstigt die natürliche Funktionsfähigkeit der Nerven und sichert ihre optimale Versorgung mit Sauerstoff und Nährstoffen (Klein, Laube, Schomacher, Voelker: Biomechanik, Bewegungslehre, Leistungsphysiologie, Trainingslehre, Thime 2005).

Sie sehen, der einfachste Weg, um zur **Kraft aus der Mitte** zu gelangen, ist die Aktivierung der Muskulatur um das Körperzentrum. Die Kraft, die Sie dabei einsparen, ermöglicht Ihnen Leistungssteigerungen in Bereichen, wo Sie wirklich etwas davon haben. Wenn Sie jetzt auch beim Heben darauf achten, das Gewicht möglichst nahe am Rumpf zu halten, sind Sie am besten Weg, sich das Leben dauerhaft zu erleichtern.

Eine natürliche Aktivierung der **Powerhouse**-Muskulatur in unserer Körpermitte kann auch dazu beitragen, haltungsbedingte »Nervenbelastungen« abzubauen.

Sehen Sie sich einmal an, wie ausgeklügelt das sympathische Nervensystem im Bereich der Wirbelsäule angeordnet ist! Eine natürliche aufrechte Haltung – mit Aktivierung Ihrer **Powerhouse**-Muskeln – gewährleistet die einwandfreie Funktion Ihrer Nerven in diesem

Bereich. So können Sie auch sicherstellen, dass Ihnen nichts unnötig »auf die Nerven« geht.

Nerven, Muskeln und Gehirn wirken auf natürliche Weise eindrucksvoll und großartig zusammen. Menschen, die sich natürlich und gesund bewegen, brauchen im Normalfall gar keine Verbesserung. Freuen Sie sich einfach, wenn Sie zu diesen Glücklichen gehören.

Bei haltungsbedingten Verspannungen können jedoch Zug- und Druckkräfte die Nervendurchblutung behindern. Ebenso kann die »Leitfähigkeit« der Nerven für elektrische und chemische »Botschaften« beeinträchtigt werden.

Erfreulich einfach ist die Vermeidung derartiger »Beeinträchtigungen«. Ihr Powerhouse kann zum Beispiel mit dem aktivierten quer liegenden Bauchmuskel Ihre Taille zusammenziehen. Dadurch streckt sich der Oberkörper – bei aufrechter Haltung – nach oben. Das entlastet die Bandscheiben sowie die verspannten Haltemuskeln und Nerven an der Wirbelsäule. Gemeinsam mit dem großen Rückenmuskel (Latissimus dorsi) entsteht eine sich spiralenförmig um den Rumpf schlingende Muskelgruppe.

Auch deren Wirkung stabilisiert bei Bewegung und streckt den Körper nach oben. Dadurch kann sich der Abstand zwischen den einzelnen Wirbelkörpern – auf sein natürliches Ausmaß – vergrößern. Verspannungsbedingte oder durch Druck auf Nerven bedingte Schmerzen können dadurch vermindert werden.

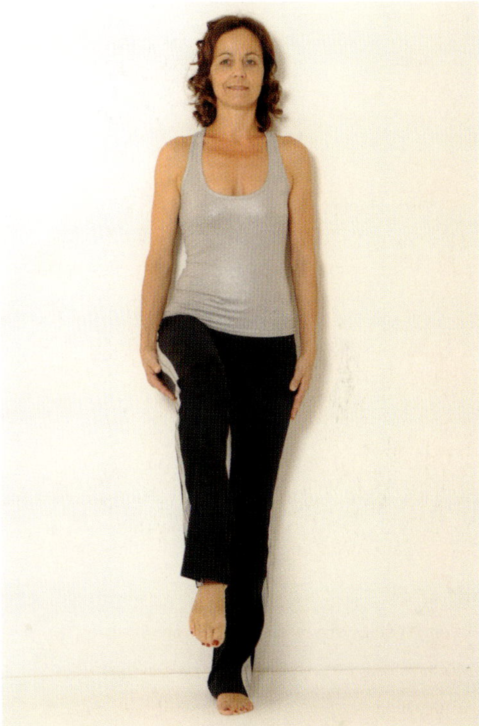

Die Kraft, die aus der Mitte kommt, erleichtert auch Alltagsbewegungen. Das verbessert die Leistungsfähigkeit und sieht gut aus.

Kraftzentrum aktivieren

So bringen Sie Ihr Kraftzentrum, Ihr Powerhouse, in Schwung: Atmen Sie ein und aktivieren Sie Ihren Beckenboden, ziehen Sie während des Ausatmens Ihren Nabel Richtung Wirbelsäule nach innen und leicht nach oben. Atmen Sie ruhig weiter. Halten Sie Ihren Nabel dabei weiterhin in leicht eingezogener Position. Übertreiben Sie aber nicht!

Eine ausgezeichnete Hilfe, um Sie beim Training und bei Ihren Alltagsaktivitäten an die Aktivierung Ihrer Fantastischen Fünf zu erinnern, sind das »Pilates-Vitalband« oder der »Pilates Vitality Trainer« *(www.vitality-trainer.com).*

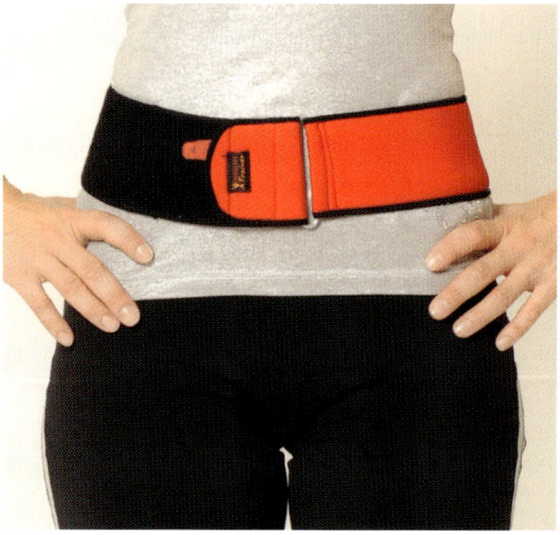

»Pilates Vitality Trainer«: der ideale Trainingsgürtel für flachen Bauch, gesunden Rücken, attraktive Körperhaltung und höhere Leistungsfähigkeit.

Die Aktivierung der Lebensfreude und Vitalkraft gelingt auch beim Zähneputzen. Fast überall gibt es Möglichkeiten, die Kraft Ihres Körperzentrums, Ihrer Balance und Ihres Lächeln bewusst zu erleben.

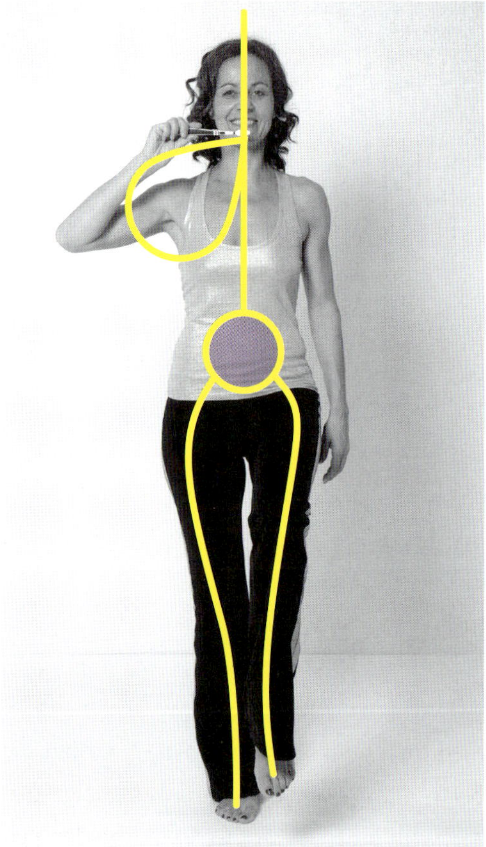

Eine Parallele zum Pilates-Powerhouse findet man in altbewährten Yoga-Traditionen wie dem Kundalini-Yoga. Dort praktiziert man das Root Lock (Mula Bandha). Eine für diese Übung beschriebene Wirkung ist die Verbesserung der Konzentration. (Khalsa, Meditation; www.drdharma.com und www.kundaliniyoga.org)

Kein Powerhouse also ohne soliden Beckenboden und ohne Muskelketten, die heilsam für Spannung und Entspannung des Körpers sorgen. **Atmung** und **Körperzentrum** gehören noch auf feste **Beine** gestellt: Lesen Sie hier weiter.

Auf freiem Fuß

Füße und Beine als Fundamente des Körpers. Werden sie richtig bewegt, geht es dem ganzen Menschen besser.

Wozu Fuß fassen? Im Stehen entlasten wir unseren Rücken. Wir verteilen dabei das Körpergewicht auf beide Fußsohlen. Beim Sitzen konzentrieren Sie das Gewicht auf den verlängerten Rücken. Wenn Sie stehen und gehen, teilen sich Fuß-, Bein- und Rumpfmuskeln die Arbeit. Beim Sitzen muss sich Ihr Rücken mehr anstrengen. Unterbelastete Fuß- und Beinmuskeln verkümmern. Atrophie (altgriech.: »Abmagerung«, »Nahrungsmangel«; medizinisch für Gewebsschwund) erhöht die Belastung der Zellen und beschleunigt den Alterungsprozess. Also besser **mit beiden Beinen fest und sicher** im Leben stehen.

Wie beim Powerhouse gibt es auch bei den Beinen Muskelschlingen, die sich reaktionsmäßig bis in die Fingerspitzen und den Nacken auswirken (siehe Grafik Seite ...). Für einen richtigen Freudensprung oder eine beschwingte Polka brauchen Sie beispielsweise das ganze Paket aus Schollenmuskel, Zwillingswadenmuskel, vierköpfigem Schenkelstrecker und großem Gesäßmuskel. Eine gleichmäßig trainierte Beinmuskulatur gewährleistet natürliche Elastizität, dynamische Bewegungen und dadurch mehr Lebensfreude.

»Wir sind so jung wie unsere Füße«, sagt Meister Yu Jae-Sheen. Fünf Minuten Fußgymnastik pro Tag verbessern Beweglichkeit, Gleichgewicht, Muskel-, Gelenks- und Knochengesundheit. Unglaublich? Probieren Sie es aus.

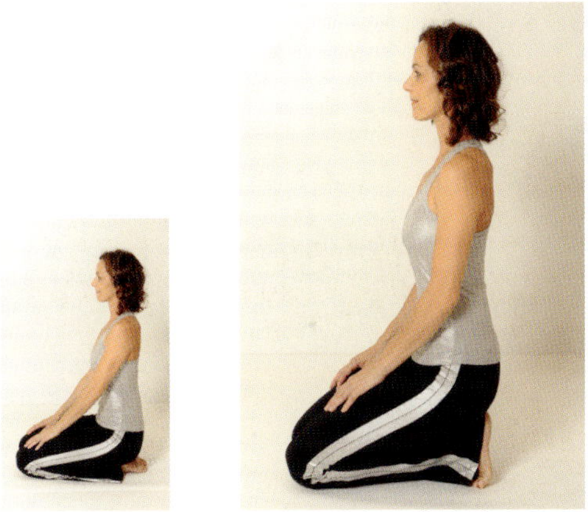

Knien mit aufgestellten Zehen, fünf Sekunden lang; langsam steigern.

Sie können sogar weiterlesen, während Sie diese von Franz Klammer, Weltmeister und Olympiasieger im Abfahrtslauf, empfohlene Übung ausprobieren: Spüren Sie den Unterschied in Ihrem Rücken, wenn Sie nach dieser Übung langsam aufstehen? Stellen Sie sich jetzt auf ein Bein. Sie sind stabiler im Sprunggelenk.

Fußfrei zum Rückenglück? Befreien Sie Ihre Füße! Das geht viel leichter, als Sie denken.

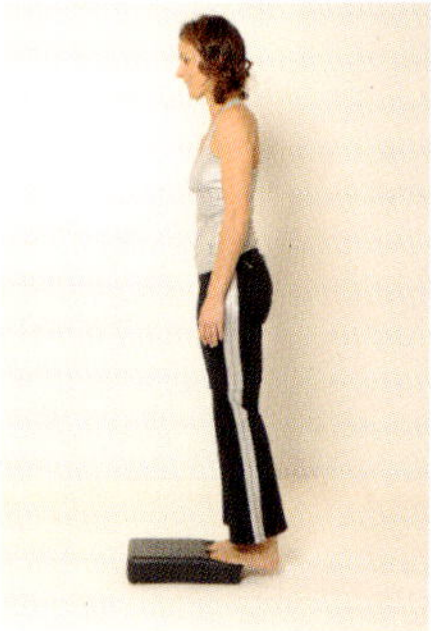

Stellen Sie sich öfter auf die Zehenspitzen. Gehen Sie am Stand auf den Zehenspitzen. Verlagern Sie das Gewicht von einem Bein auf das andere. Stehen Sie auf einem Bein.

Mit ein wenig Übung – und wenn Sie es nicht übertreiben – fällt das selbst in der Öffentlichkeit geübt nicht auf. Sie brauchen auch keine zusätzliche Übungszeit. Nützen Sie Wartezeiten an der Haltestelle, im Bus, im Supermarkt oder vor der Theaterkasse für ein kleines Fußtraining.

Sie können sich und Ihren Füßen auch zu Hause beim Duschen, Zähneputzen, Lesen, Radiohören oder Fernsehen etwas Gutes tun.

Knien Sie abends beim Lesen, Radiohören oder Fernsehen zunächst 30 Sekunden, später einige Minuten lang abwechselnd mit aufgestellten und dann mit ausgestreckten Zehen. Legen Sie dabei ein Kissen unter Ihr Sprunggelenk, wenn es für Sie so angenehmer ist. Atmen Sie täglich zwei Minuten im Schneidersitz. Legen Sie dazu am Anfang ein Kissen unter Ihr Gesäß. Massieren Sie sich dabei sanft die Zehen, Füße und Beine. Bitte langsam steigern und nicht übertreiben. Sie können Ihr Fuß- und Wohlfühltraining auch vor und nach dem Schlafen im Bett praktizieren.

Bereits nach zwei bis drei Wochen Sitz- und Fußgymnastik werden Sie am eigenen Körper spüren: Die geschmeidigere Fuß- und Hüftgelenksmuskulatur verbessert Ihre Beweglichkeit. Ihre Bewegungen werden elastischer und Sie sehen dynamischer und attraktiver aus. Ihr Becken und Ihr unterer Rücken werden erleichtert aufatmen. Sie werden sich geschmeidiger bücken und leichter aufstehen können. Ihr Gang wird jugendlicher.

Boden unter den Füßen gewinnen

Was bringt die Balance? Nicht nur Ihre Füße, auch Ihre Beine können viel »erzählen«. So verrät Ihnen zum Beispiel die Berührung Ihrer vorderen und hinteren Oberschenkel, unter welch hoher Spannung Sie stehen. Meist ist ein gespannter Muskel ein Zeichen dafür, dass Sie den Oberkörper zu weit vorgebeugt halten. Das muss Ihre Rücken- und Beckenmuskulatur ausgleichen. Mit ein paar einfachen Balance-, Dehnungs- und Koordinationsübungen können Sie hier viel Energie sparen. Dadurch verbessern Sie auch Ihre Knie- und Hüftbeweglichkeit und beugen Rückenschmerzen vor. Unsere Bewegungssensoren (Rezeptoren) in den Füßen liefern die Informationen, mit denen wir Körperhaltung, Gleichgewicht und Bewegung regulieren. Scheinbar geringfügige Veränderungen unserer Fußhaltung können eine Fehlstellung der Zehengrundgelenke, des Sprunggelenkes oder der Beinachse nach sich

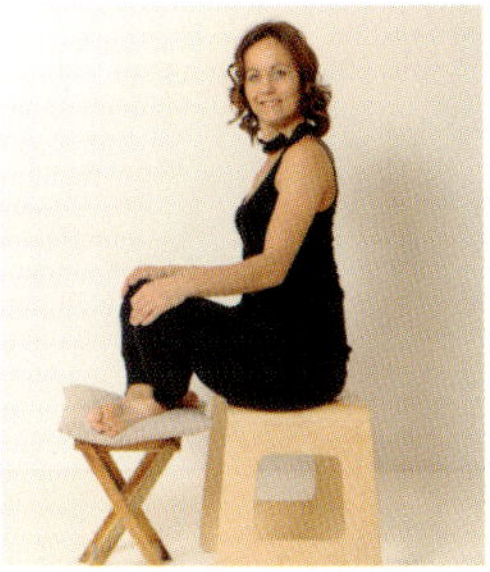 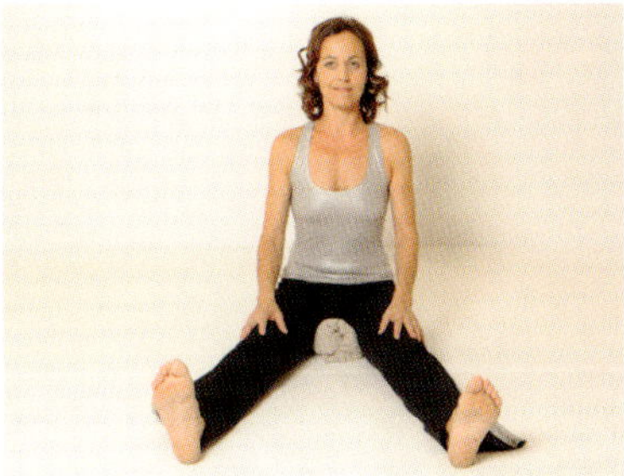 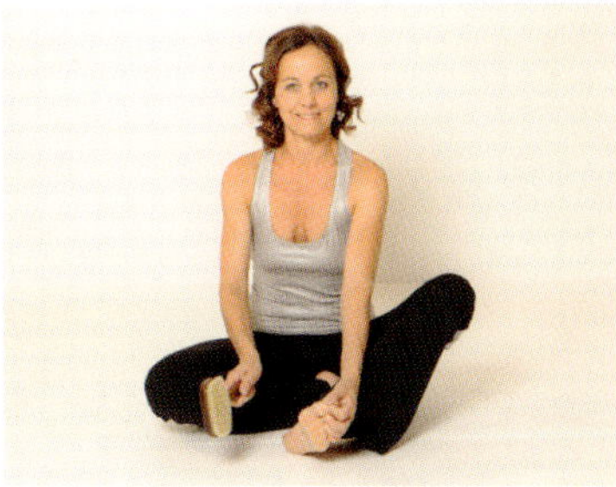

ziehen. Die Folge können eine Schwächung der Muskelspannung und Dysbalance sein, die als Muskelgruppenreaktion den gesamten Bewegungsapparat bis hin zu den Kiefergelenken durchzieht. Das kann auch Verspannungen im Becken und an der Wirbelsäule hervorrufen.

Traurig, aber wahr ist, dass wir bei sitzenden Tätigkeiten oft unsere Fußsohlen unbelastet lassen.

So fehlen aber die natürlichen, von der Fußsohle ausgehenden Anreize zur Stimulierung der Bauchmuskeln. Das Ungleichgewicht zwischen Sitzen und Stehen oder Gehen wirkt sich auch auf unsere Körperwahrnehmung aus. Wir »überfluten« unser zentrales Nervensystem mit den von den Händen ausgehenden Wahrnehmungsinformationen. Durch sitzende manuelle Tätigkeiten, wie z. B. Arbeit am PC, »verlieren« wir im wahrsten Sinne des Wortes immer mehr den Boden unter den Füßen.

Doch das lässt sich ganz leicht ändern. Wenn Sie sich ein wenig Zeit nehmen, um gezielt die Koordinationsfähigkeit und Geschmeidigkeit Ihrer Füße zu verbessern, wird Ihnen Ihr Rücken dankbar sein. Eine Kräftigung Ihrer Fußgewölbe verbessert Stabilität, Balance und Haltung und verleiht Ihrem Gang zusätzliche Kraft.

Sind Sie gut zu Ihren Füßen

Eine kurze Fußmassage kann wunderbar sein. Sie können diese selbst mit einer Bürste, mit Ihren Händen oder einfach mit bewusstem Barfuß-Gehen durchführen. In unseren wohl temperierten Wohnungen kann man meist vom Herbst bis zum Sommer auch zu Hause barfuß gehen. Ein paar flache Schottersteine auf den Teppich gelegt, schon haben Sie eine kleine, belebende Balance-Strecke im Wohnzimmer. Wenn Ihre Füße häufig verspannt oder verkrampft sind, empfehle ich Ihnen, unbedingt eine Therapeutin/einen Therapeuten oder eine Ärztin/einen Arzt um Rat zu fragen. Es muss nicht gleich ein Orthopäde sein. Ihre Hausärztin oder Ihr Hausarzt werden Ihnen in den meisten Fällen helfen können, rasch wieder entspannt auf beiden Füßen zu stehen.

In meinem Pilates-Studio und bei meinen Workshops beginne ich immer mit einer Fußmassage. Dies ist die beste Methode, um den Alltag zurückzulassen und sich zu entspannen.

Wie viel Bewegung braucht der Fuß?

Bewegung allein scheint keine Garantie gegen »Kreuzweh« zu sein. Sonst hätten die Steinzeitmenschen keine Rückenschmerzen gehabt. Hatten Sie aber. Also muss es um die Qualität und Balance gehen, mit der wir uns bewegen. Wie wir uns bewegen, ist sogar wichtiger als die Frage, wie viel wir uns bewegen.

Meine Großmutter behauptete, eine Stunde bewusst spazieren gehen mache zufrieden. Sie wurde 95 und war ihr Leben lang aufgeschlossen und humorvoll. Der Innsbrucker Chirurg und Orthopäde Dieter Gehmacher meinte, wenn die Menschen täglich eine Stunde zügig gingen, hätten er und seine Kollegen nicht so viel zu tun.

»Wie geht es?«

Der Chirurg Hans Joachim Krüger schreibt über den Zusammenhang zwischen Gehen, Trainingswirkung und Wohlbefinden für den Rücken: Beim Gehen werden Wirbelsäule und Rumpf durch die Gegenbewegungen von Beinen und Armen um ihre Längsachse verdreht. Das beansprucht alle wichtigen Muskeln und sorgt für die gewünschte Reaktivierung. Besonders Kraft und Koordinationsvermögen des Rückens werden gefördert.

Auch die Physikerin und erste deutsche Bundeskanzlerin, Angela Merkel, weiß Bewegung zu schätzen. Sie erholt sich laut eigener Aussage »am besten bei Spaziergängen und Gartenarbeit« – also in Bewegung!

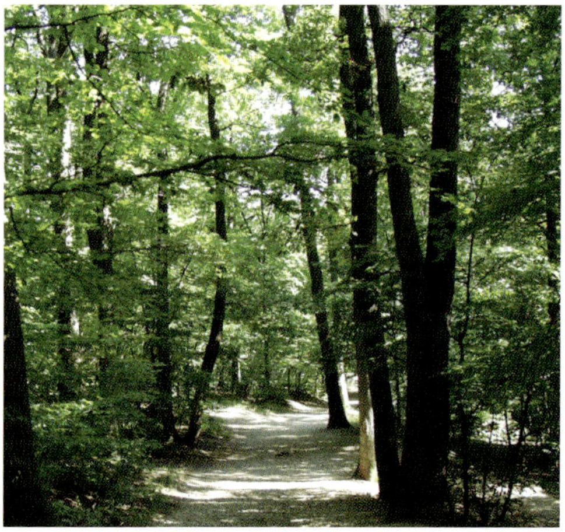

Das Schweizer Bundesamt für Sport in Magglingen gibt als Orientierungshilfe: Täglich mindestens 30 Minuten bewusste Bewegung. Diese erste Stufe von null Aktivität zu Bewegung bringt den größten Nutzen. Etwa mit Alltagsaktivitäten mittlerer Intensität. Was hindert uns daran, ganz oder teilweise zu Fuß zu Freunden, ins Büro oder zum Einkaufen zu gehen? Benützen Sie Stiegen statt Rolltreppen oder Fahrstühlen. Eine halbe Stunde »Tagesbewegung« schaffen Sie, ohne wirklich Extrazeit aufzuwenden.

30 Minuten, die Ihr Leben verbessern und verändern

Cornelia Ulrich vom Fred Hutchinson Cancer Research Center hat mit einer zwölf Monate dauernden Studie bewiesen, dass moderates Bewegungstraining die Anfälligkeit für Erkältungskrankheiten um 50 Prozent senkt. Fünfmal 30 Minuten pro Woche bewirken bereits diesen erstaunlichen Effekt. *(BBC NEWS: http://news.bbc.co.uk)*

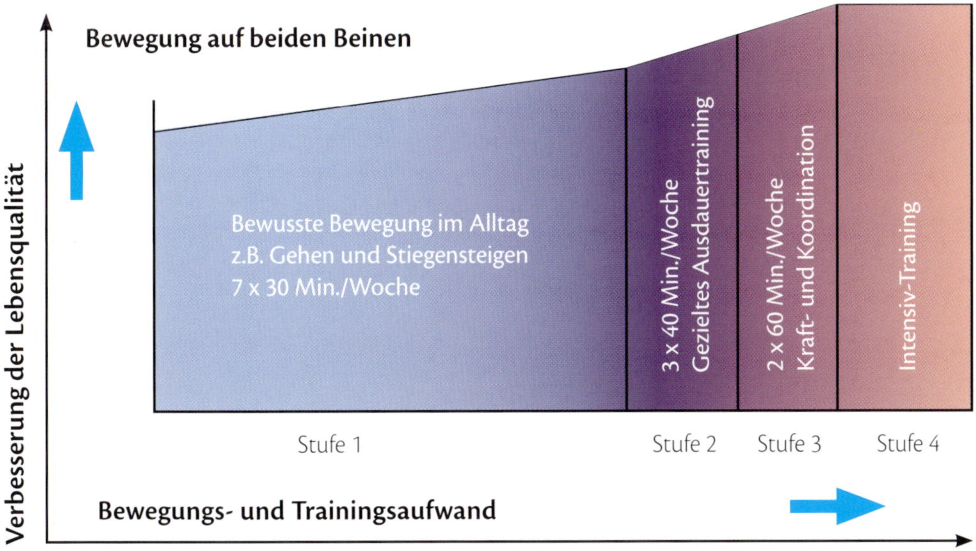

Stufen zur Steigerung Ihres Wohlbefindens, Ihrer Gesundheit und Ihrer Leistungsfähigkeit

Quelle: Bundesamt für Sport, Magglingen, Schweiz

» *Bewegung ist die Seele aller Dinge* «

Paul Klee (1879–1940), schweizerisch-deutscher abstrakter Maler und Grafiker

Die deutschen Professoren für Sportwissenschaft und Orthopädie Ingo Forböse *(Forböse, Rückentraining)* und Michael Weller *(Weller, Bandscheibenleiden)* empfehlen in ihren Büchern vergleichbare Trainingsintensitäten.

Bob Liekens, einer der bekanntesten amerikanischen Pilates-Trainer, erzählte mir, dass Joseph Pilates Menschen mit ehrgeizigen Trainingsansprüchen riet, dreimal pro Woche eine Stunde mit seiner Methode zu trainieren und zusätzlich an vier Tagen verschiedene Ausdauersportarten im Freien zu praktizieren.

Beginnen Sie Schritt für Schritt. Übertreiben Sie nicht. Wichtiger als die Frage, wie viel Sie sich bewegen, sind die Qualität und die Freude, mit der Sie sich bewegen. Es muss wirklich nicht immer Marathonlauf sein. Nehmen Sie sich Zeit, bewusst zu atmen. Genießen Sie Ihre Bewegungen mit voller Aufmerksamkeit – und mit einem Lächeln.

Also: Setzen Sie den ersten Schritt. Schon 30 Minuten verbessern das Wohlbefinden und bringen Ihre Muskelgruppen richtig in Schwung. Von der Theorie geht's jetzt direkt hinein in die Praxis.

Symbol-Legende

Im Übungsteil sehen Sie einige Symbole. Diese sollen Sie erinnern, wie einfach es ist, Ihre Ausrichtung und Ihre Bewegungen zu verbessern.

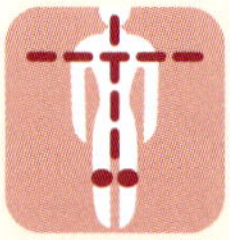

ACHTEN SIE AUF IHRE AUSRICHTUNG. Die wichtigste Achse des Körpers ist die Wirbelsäule, die senkrechte Mittelachse. Dazu die Schultern auf gleicher Höhe halten, die Kniescheiben wie zwei Scheinwerfer nach vorne richten. Dadurch sind die Beinachsen parallel zueinander. Die Knie fallen weder zusammen noch auseinander. Die zweiten Zehen, mittig unter der Achse der Kniescheiben, richten sich nach vorne.

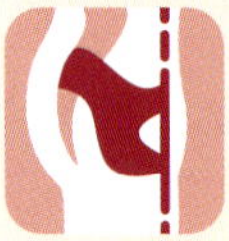

NEUTRALES BECKEN IM LIEGEN: Der untere Rücken wird nicht auf die Matte gedrückt (Abflachen der Lendenwirbelsäule) oder abgehoben gehalten (Verstärkung der Krümmung der Lendenwirbelsäule). Der Hüftbeuger fühlt sich locker und leicht an. Kein „Halten" ist nötig.

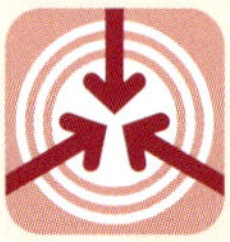

KONZENTRATION: Aufmerksamkeit vollständig auf die Übungsausführung lenken. Achten Sie auf ruhige, gleichmäßige, fließende Bewegungen.

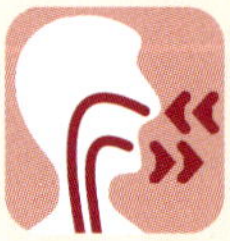

ATMUNG RUHIG UND GLEICHMÄSSIG: Durch die Nase einatmen und dabei den Nabel natürlich nach vorne kommen lassen – auf keinen Fall aufblasen –, den seitlichen und hinteren Brustraum füllen. Vollständig ausatmen.
Falls nicht anders angegeben, atmen Sie bitte beim Trainieren während der Muskelanspannung aus. Beim Rückführen der Bewegung oder Entspannen der Muskulatur atmen Sie bitte ein.

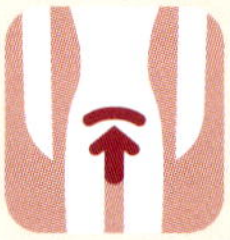

BECKENBODEN (BEBO) AKTIVIEREN: Ruhig atmen. Beim Einatmen den Beckenboden hochziehen. Weiteratmen und die Aktivierung gleichmäßig intensiv halten. Um den Beckenboden zu aktivieren, stellen wir uns vor, die Urinal-, Vaginal- und Analöffnung gleichzeitig zu schließen. Die Gesäßmuskulatur bleibt locker, da sonst das Becken aus der neutralen Position kippt.

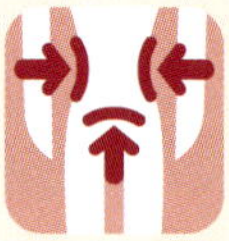

POWERHOUSE ODER KRAFTZENTRUM: Ruhig atmen. Beim Einatmen den Beckenboden hochziehen und mit dem Ausatmen den Nabel nach innen und leicht nach oben Richtung Zwerchfell ziehen. Es ist ein langsames und tiefer werdendes Aktivieren. Bei gleichmäßigem Atmen aktiviert halten.

LOCKERE KIEFERGELENKE: Mundwinkel zu einem sanften Lächeln heben. Stirn und Kiefergelenke entspannen.

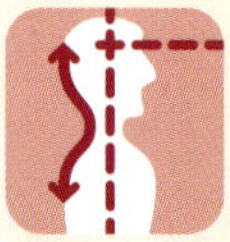

ENTSPANNTER NACKEN: Tragen Sie Ihren Kopf balanciert auf Ihrem Hals. Das Kinn ist ganz leicht nach unten gedrückt. Sie spüren das Verlängern Ihres Nackens und entspannen Ihre Nacken- und Halsmuskulatur. Schulterblätter sinken lassen. Tragen Sie Ihr „imaginäres" Krönchen mit einem Lächeln!

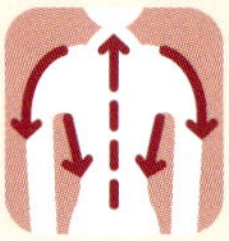

ENTSPANNTE SCHULTERN: Lassen Sie Ihre Schultermuskulatur locker. Spüren Sie, wie das Gewicht Ihrer Arme die Schultern sanft nach unten zieht.

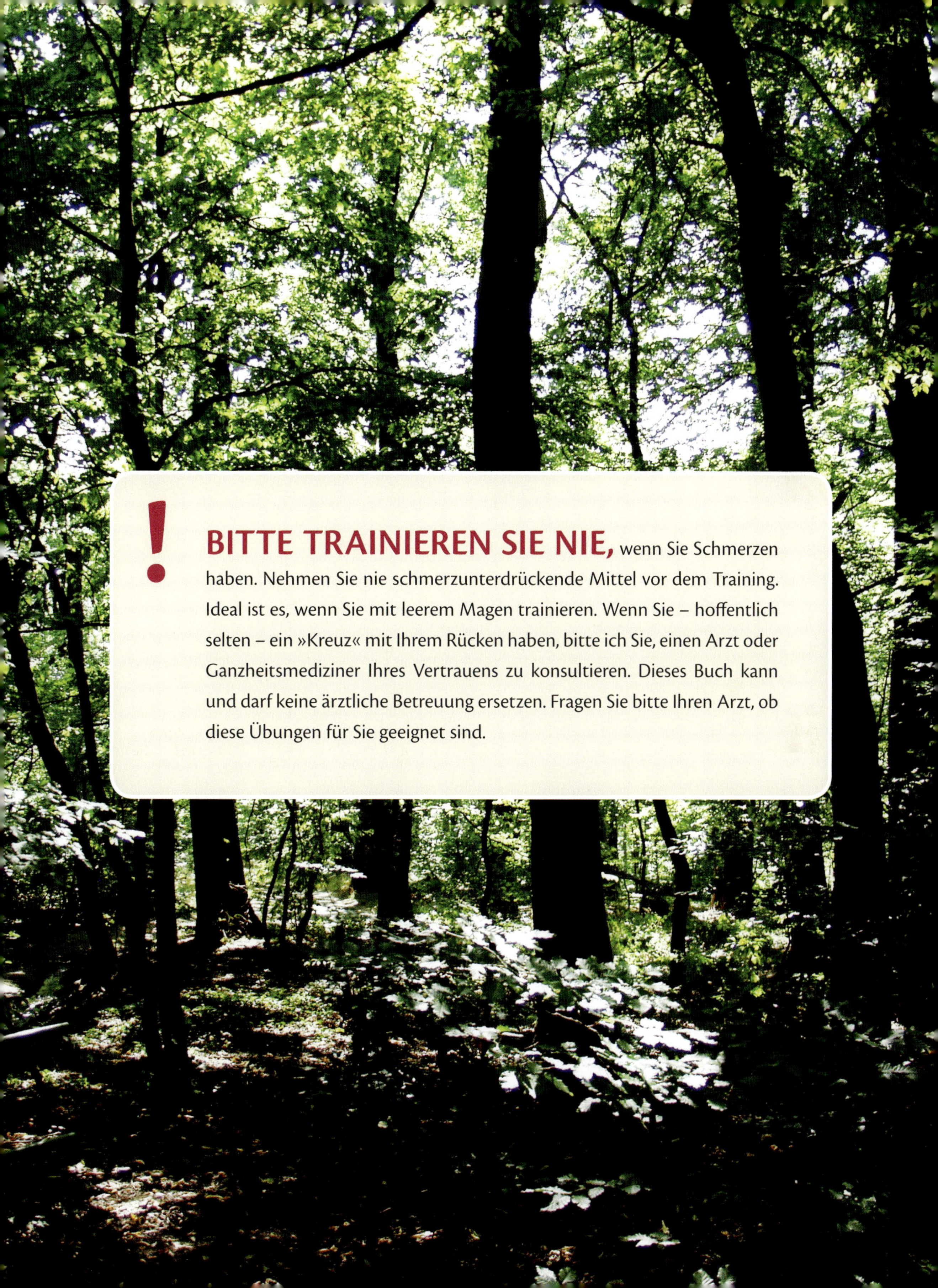

! **BITTE TRAINIEREN SIE NIE,** wenn Sie Schmerzen haben. Nehmen Sie nie schmerzunterdrückende Mittel vor dem Training. Ideal ist es, wenn Sie mit leerem Magen trainieren. Wenn Sie – hoffentlich selten – ein »Kreuz« mit Ihrem Rücken haben, bitte ich Sie, einen Arzt oder Ganzheitsmediziner Ihres Vertrauens zu konsultieren. Dieses Buch kann und darf keine ärztliche Betreuung ersetzen. Fragen Sie bitte Ihren Arzt, ob diese Übungen für Sie geeignet sind.

Wirkt anziehend, fördert das Wohlbefinden, entspannt und stärkt den Rücken.

Vorbereitung

Sitzen Sie auf einem Stuhl. Das Gewicht auf beiden Fußsohlen und unter dem Becken gleichmäßig verteilt halten.

Atmung

Atmen Sie ruhig und tief ein und ebenso lange aus. Dabei das Kraftzentrum leicht aktivieren und die entstehende Wärme im unteren Rücken spüren.
Ihr Wohlbefinden im Sitzen lässt sich dadurch steigern. Wechseln Sie Ihre Sitzposition oft.

Varianten

Variante I: Entspanntes aufrechtes Sitzen im Schneidersitz. Ein Kissen unter dem Becken erleichtert die Haltung.

Variante II: Fersensitz mit gestrecktem Rist oder aufgestellten Zehen. Zur Erleichterung dieser Fußstellung können Sie ein Kissen oder eine Handtuchrolle unter Ihre Sprunggelenke legen.

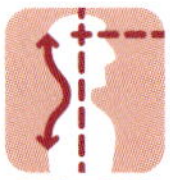
Entspannter Nacken

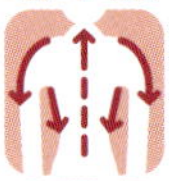
Entspannte Schultern

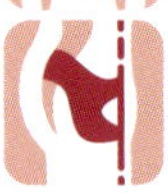
Neutrales Becken

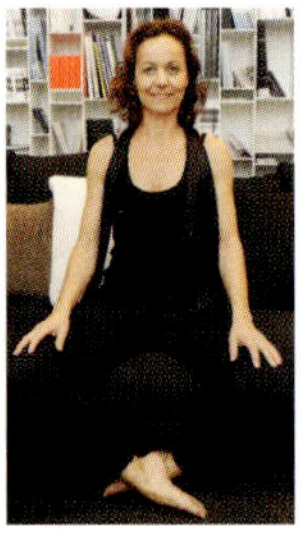

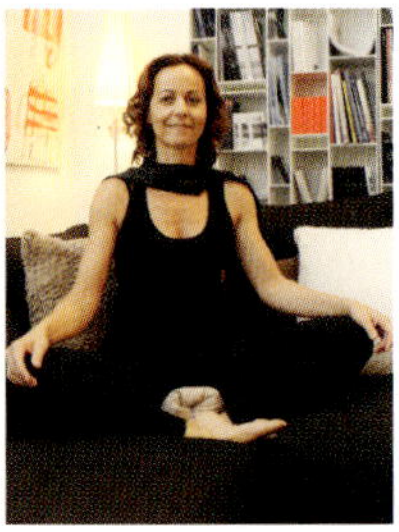

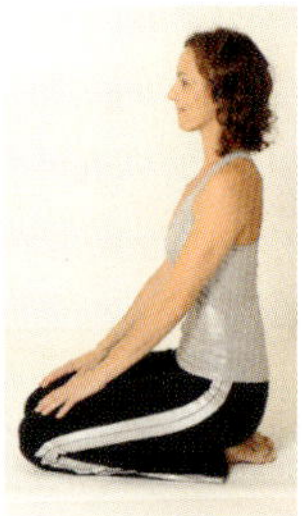

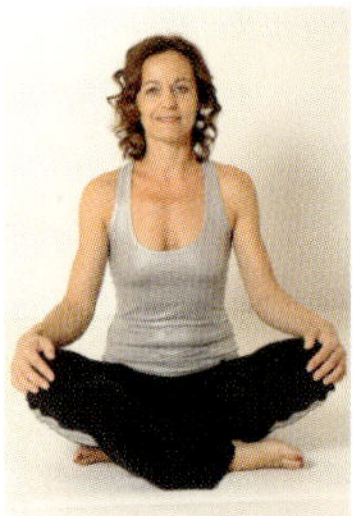

Tipp: *Entspannen Sie Ihre Rückenmuskeln, indem Sie sich auf ein zusammengerolltes Kissen oder eine leere Plastikflasche setzen. Auch hier gilt: Wechseln Sie die Stellung nach 2–3 Minuten.*

Attraktiv sitzen

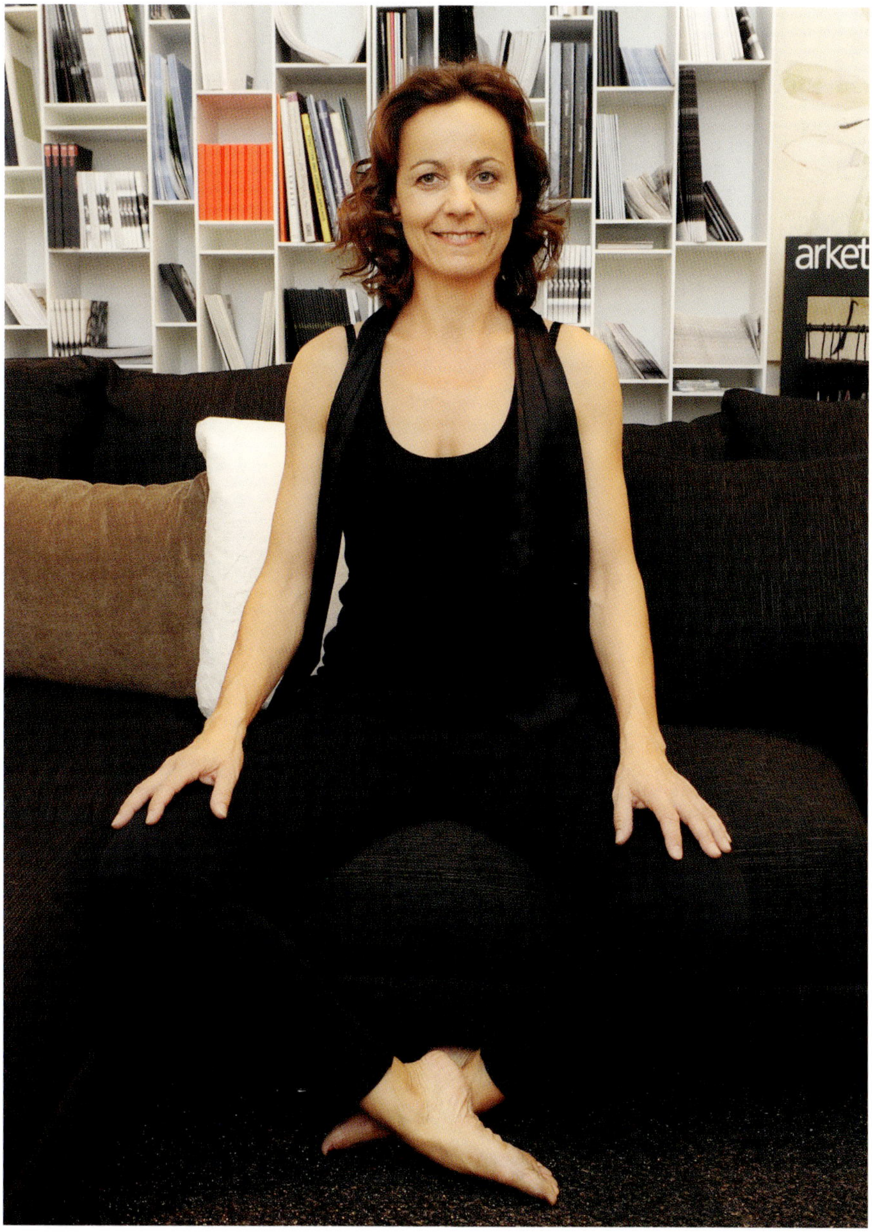

Stärkt die Konzentration, erleichtert das Loslassen, entspannt und erfrischt, erhöht das Atemvolumen.

Vorbereitung

Entspanntes aufrechtes Sitzen im Schneidersitz oder auf einem Stuhl. Ein Kissen unter dem Becken kann das Training im Schneidersitz erleichtern.

Atmung

Ruhig und gleichmäßig einatmen und dabei langsam bis fünf zählen; ruhig und gleichmäßig ausatmen und dabei langsam bis fünf zählen.

Konzentrieren Sie sich beim Ausatmen darauf, die Luft vollständig aus Ihren Lungen ausströmen zu lassen. Ziehen Sie dazu Ihren Nabel so intensiv in Richtung Wirbelsäule wie möglich.

Beobachten Sie, wie sich Ihre Lungen beim Einatmen automatisch füllen. Ihre Bauchdecke kommt dabei ohne Ihr Zutun in ihre ursprüngliche Lage zurück

Dauer: 2–5 Minuten

Variante

Beim Ein- u. Ausatmen schließen Sie z. B. Ihr linkes Nasenloch mit einem Finger. Die andere Hand liegt auf dem Knie. Daumen und Zeigefinger berühren sich. Nach 1–2 Minuten die Seite und die Hand wechseln.

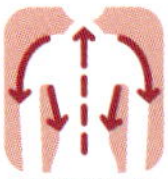
Entspannte Schultern

Lockere Kiefergelenke

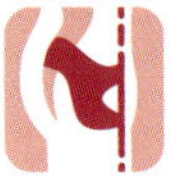
Neutrales Becken

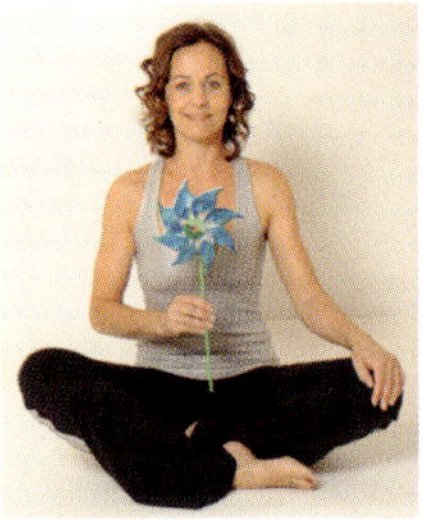

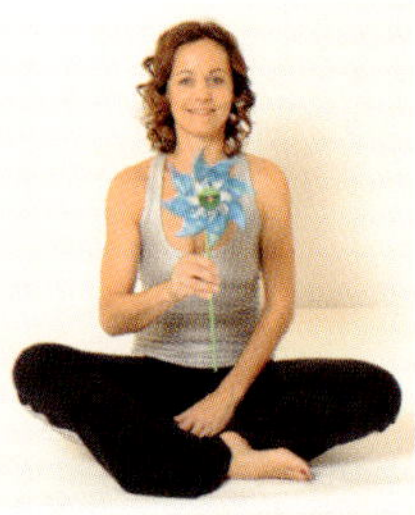

Tipp: *Steigern Sie mit der Zeit die Länge der Atemzüge. Zählen Sie bis 7, 14, 21 ...*

» Mit wenig Luft fährt es sich nicht gut. Bewegung mit bewusster Atmung verbessert die Wirkung. «

Befreit atmen

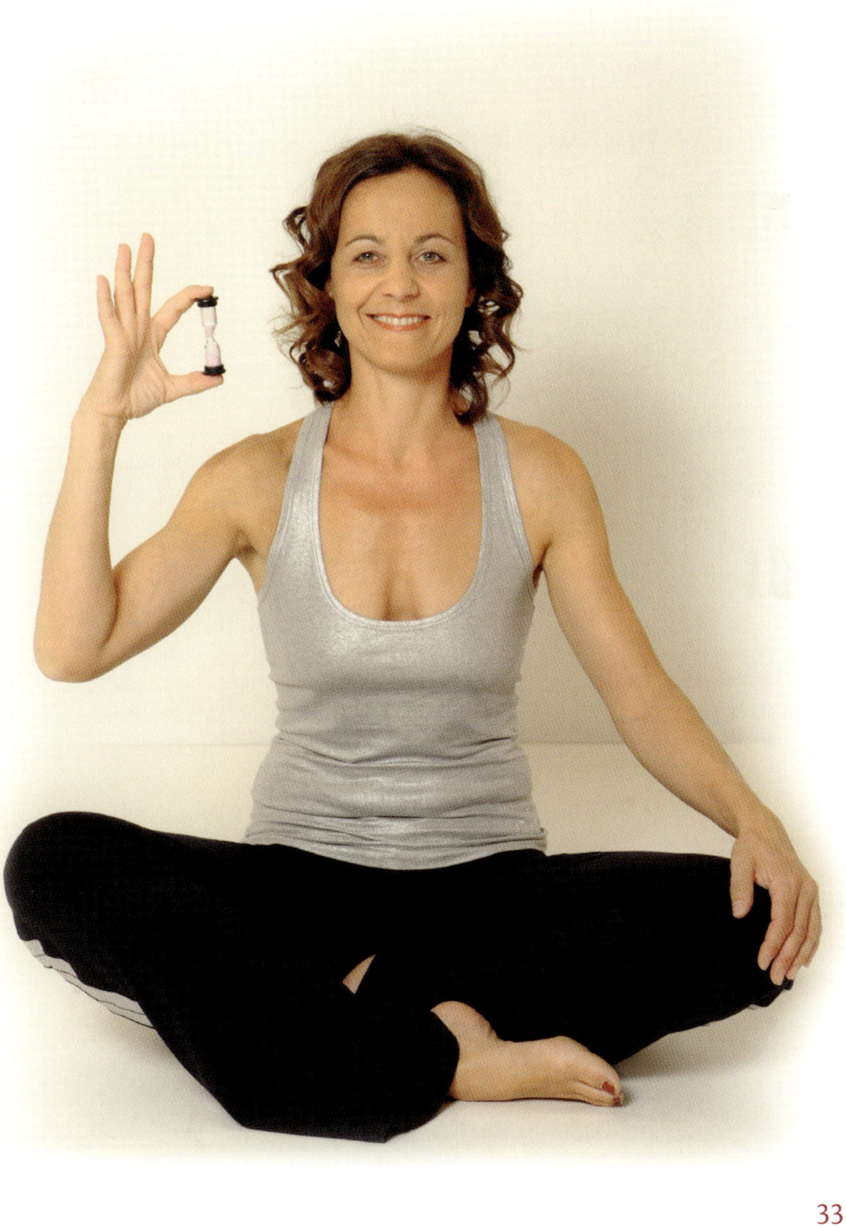

Belebt die Sinne, wirkt zentrierend, entspannt das Zentralnervensystem, verschmälert die Taille, trainiert die Atem- und Bauchmuskulatur.

Vorbereitung

Entspanntes aufrechtes Sitzen im Schneidersitz oder auf einem Stuhl. Ein Kissen unter dem Becken kann das Training im Schneidersitz erleichtern.
Hände auf die seitlichen unteren Rippen legen. Das erlaubt Ihnen, die Bewegung der Rippenbögen zur Seite zu spüren.

Atmung

Einatmen: Fühlen Sie das Weiten der Rippen unterhalb Ihrer Finger.

Sowohl die Rippen als auch die Finger öffnen sich!

Ausatmen: Die Rippen und die Finger schließen sich wieder. Im Atem verharren, d. h. Atem anhalten.

Ausatmung vertiefen: Noch tiefer ausatmen, die Hände unterstützen mit leichtem Druck das Zusammenkommen der Rippen.

Dauer: 2–5 Minuten

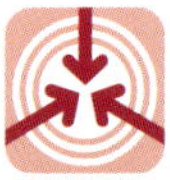
Konzentration

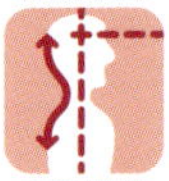
Entspannter Nacken

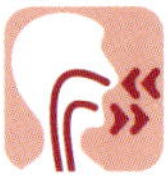
Ruhige Atmung

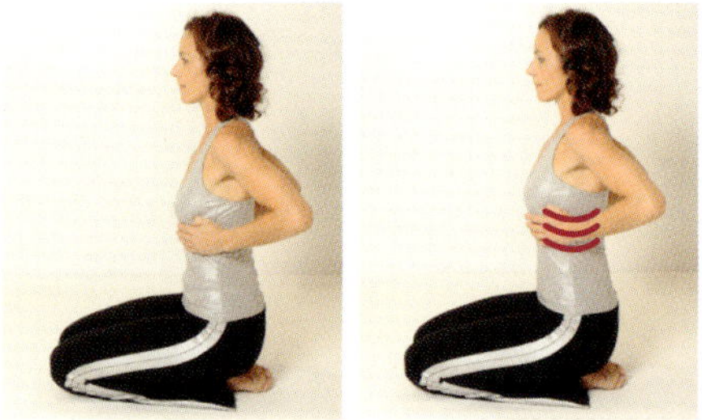

» Vollständiges Aus- und Einatmen verbessert die Leistungsfähigkeit aller Muskeln. «
(Pilates, Contrology, S. 56)

Stress-weg-Atmung

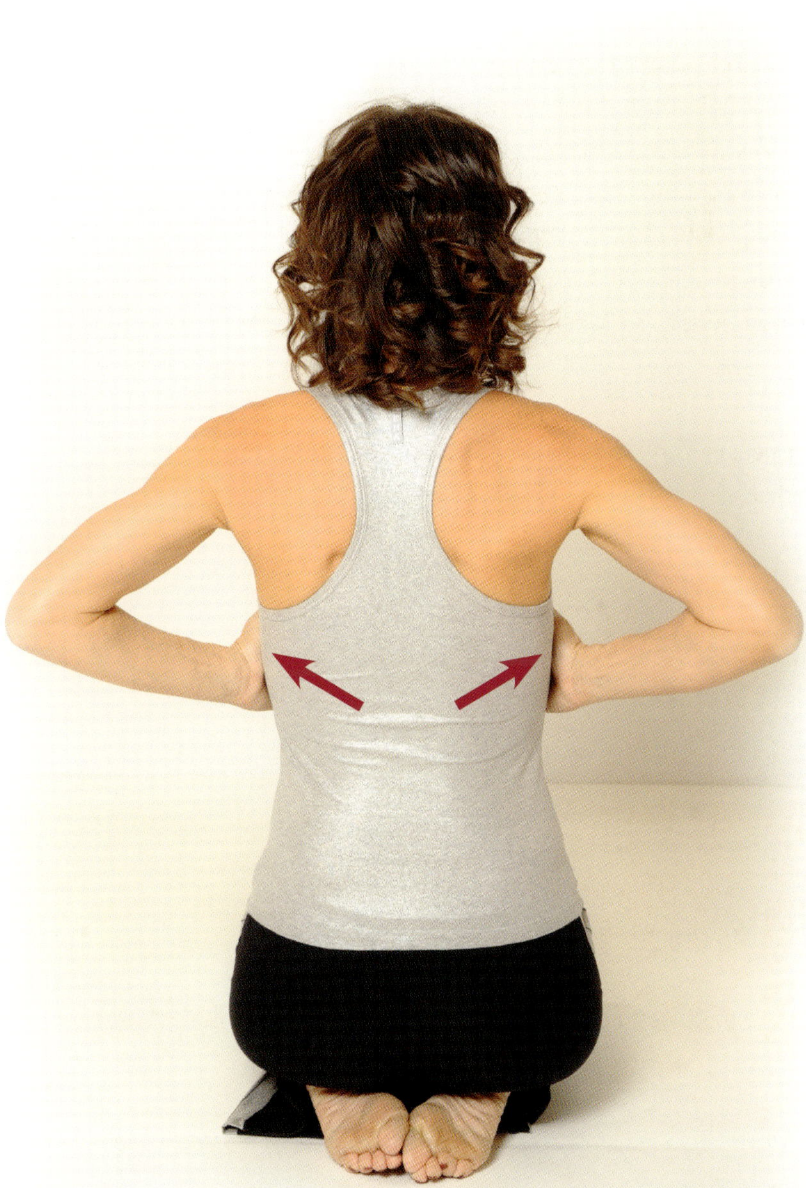

Steigert die Leistungsfähigkeit, verbessert die Durchblutung, verringert körperliche Spannungen, vergrößert das Atemvolumen.

Vorbereitung

Entspannt und aufrecht auf einem Kissen oder Stuhl sitzen oder stehen. Hände am Bauch.

Atmung

Einatmen durch die Nase und spüren, wie die Bauchdecke die Handflächen sanft anhebt. Etwa ein Drittel des Atemvolumens einströmen lassen. Zweites Drittel einatmen und dabei Brustbein und Kinn sanft nach unten drücken. Letztes Drittel einatmen und Schulterblätter sanft nach unten und zusammenziehen, dabei den oberen Brustraum mit Luft füllen. Ihr Kinn bleibt nach unten gerichtet.

Für einige Sekunden nicht atmen, um die Sauerstoffaufnahme zu optimieren. Im Atem verharren. Dabei das Kraftzentrum leicht aktivieren.

Langsam und ruhig ausatmen, den Nabel sanft in Richtung Wirbelsäule nach innen und oben ziehen.

Nach dem vollständigen Ausatmen Taille und Oberkörper entspannen. Wieder einatmen.

Dauer: 2–5 Minuten

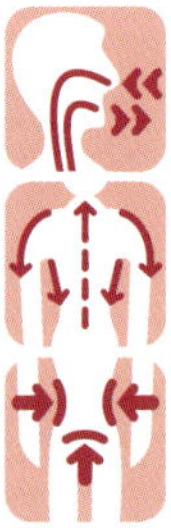

Ruhige Atmung

Entspannte Schultern

Powerhouse

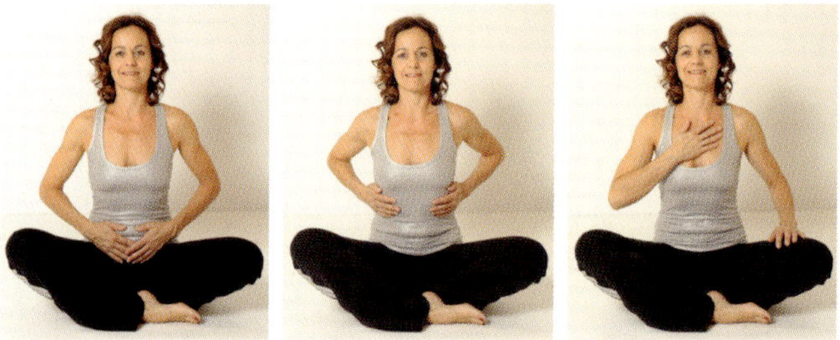

Tipp: *Mit ein wenig Übung können Sie die drei Stufen einatmen, im Atmen verharren und das Ausatmen auf jeweils 5–10 Sekunden ausdehnen.*

Jungbrunnen-Atmung

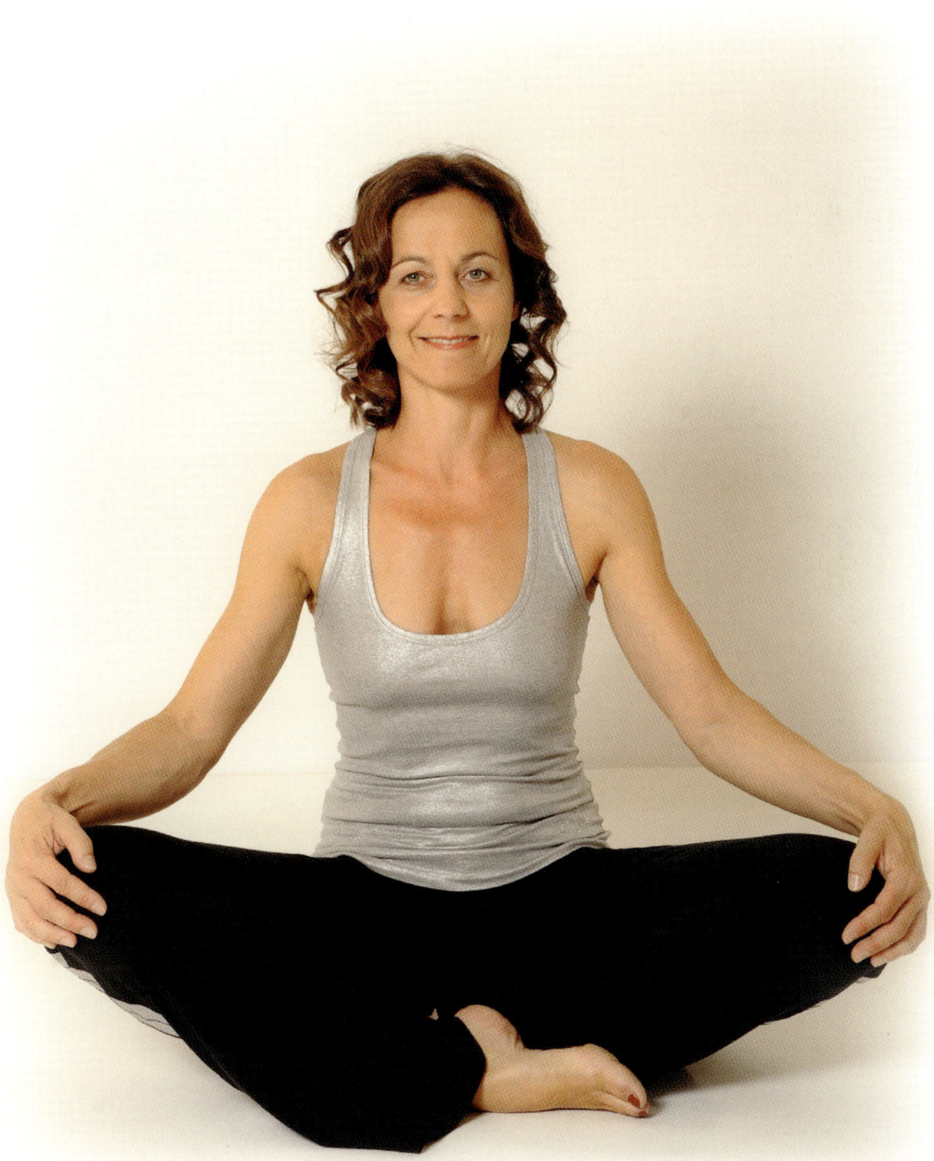

Erhöht die sexuelle Energie, befreit von negativen Gedanken, verbessert die innere Ruhe und Ausgeglichenheit.

Vorbereitung

Stehen oder sitzen Sie bitte aufrecht und entspannt. Wenn Sie im Schneidersitz trainieren können, legen Sie bei Bedarf ein Kissen unter Ihr Becken. Sie können die Wirkung intensivieren, indem Sie Ihre Hände offen auf die Knie legen und die Fingerspitzen von Zeigefinger und Daumen einander berühren.

Atmung

Atmen Sie etwa 10 Sekunden lang ein. Ziehen Sie dabei Ihr Kinn sanft zurück.

Verharren Sie in der Atmung für etwa 10 Sekunden und ziehen Sie dabei sanft den Nabel ein. Das Kraftzentrum leicht aktivieren.

Atmen Sie etwa 10 Sekunden lang aus. Lassen Sie dabei den Nabel so tief wie möglich einsinken um vollständig auszuatmen.

Entspannen Sie und lächeln Sie sich beim Einatmen zu.

Dauer: 2–5 Minuten

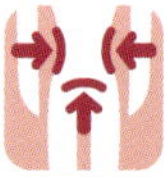
Powerhouse

Lockere Kiefergelenke

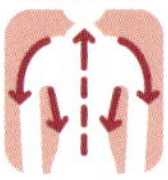
Entspannte Schultern

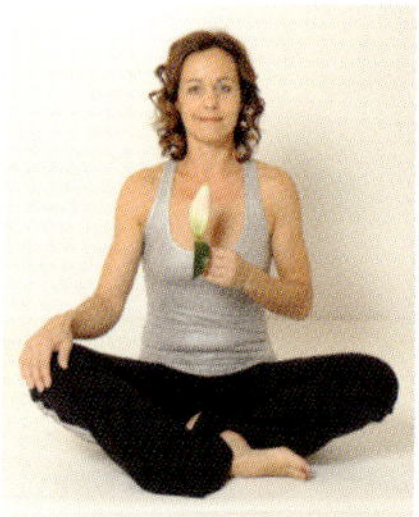

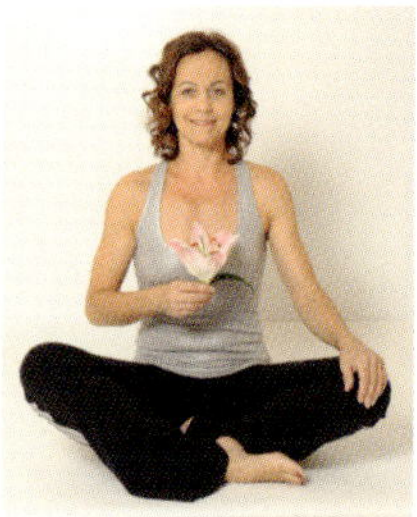

Tipp: *Mit der Zeit können Sie die Intervalle auf jeweils 20 Sekunden ausdehnen. Dadurch verbessern Sie Ihre Atemkapazität und Ausgeglichenheit.*

Ein-Minuten-Atmung

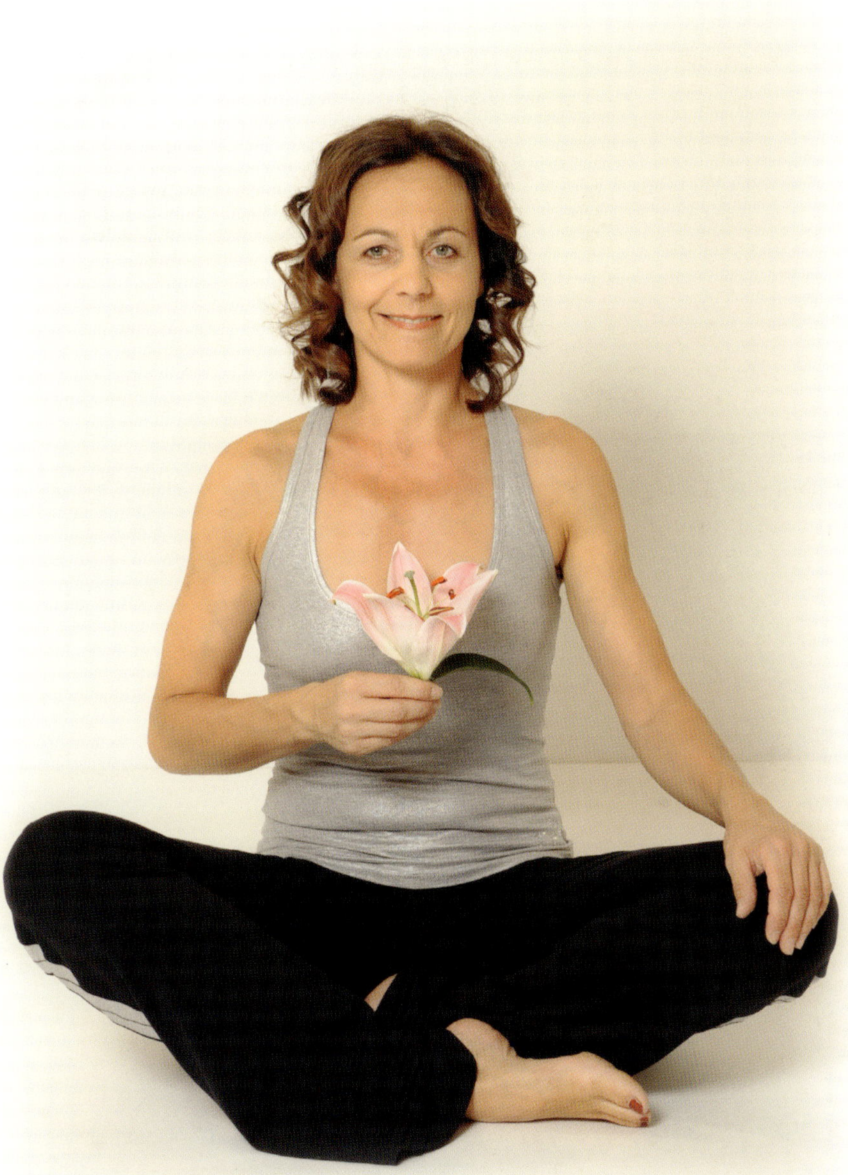

Erfrischt, vitalisiert, befreit die Lunge von Verunreinigungen und Schadstoffen, stärkt die Körperwahrnehmung und macht den Bauch flach.

Vorbereitung

Aufrecht sitzen, dabei Fußsohlen hüftgelenksbreit auf den Boden stellen. Füße so weit nach vorne schieben, dass noch alle Zehen entspannt am Boden liegen. Atmen Sie etwa 10 Sekunden lang ein. Ziehen Sie dabei Ihr Kinn sanft zurück. Danach weiteratmen.

Atmung

Einatmen: beim Aufrichten der Wirbelsäule, beim Arme-über-den-Kopf-Führen

Ausatmen: beim Abrollen oder Hochrollen der Wirbelsäule

Übungsbeschreibung

Arme parallel auf Schulterhöhe und in Schulterbreite nach vorne strecken.

Das Becken rollen, Kreuzbein, einen Lendenwirbel nach dem anderen, dann die Brustwirbel einzeln abrollen, am Schluss den Kopf ablegen und dabei das Becken neutral rollen. Gleichzeitig die Arme über den Kopf nach hinten Richtung Boden führen.

Die Arme oberhalb des Bodens seitlich auf Schulterhöhe bringen. Kopf heben, die Halswirbel, die Brustwirbel einrollen, während die Arme weiter nach unten neben das Becken geführt werden. Jetzt das Becken rollen, die Finger wandern – wie kleine Bergsteiger – seitlich die Oberschenkel hinauf und helfen, den Oberkörper hochzurollen. Aufrichten in die Ausgangsposition.

4–6 x wiederholen

Konzentration

Powerhouse

Entspannte Schultern

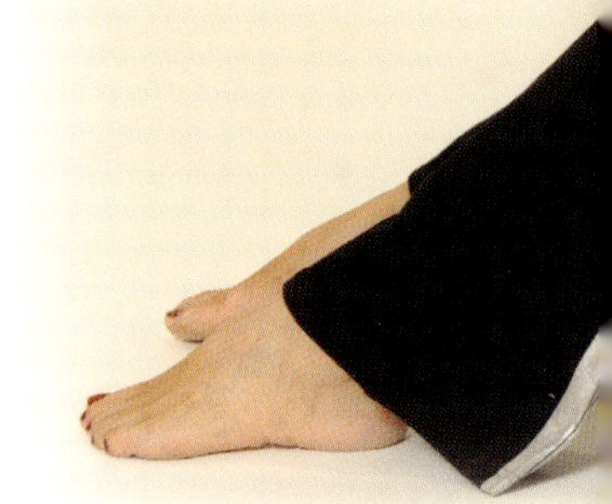

Tipp: ›› *Viele Contrology-Übungen erfordern ein ›Rollen‹. Bildlich gesagt soll die Wirbelsäule dabei eine gleichmäßige Rollbewegung – wie ein Rad – beschreiben. Wirbel für Wirbel. Dadurch wird das vollständige Ausatmen unterstützt.* ‹‹ (Joseph Pilates, Contrology, S. 56)

Roll-Down-Atmung

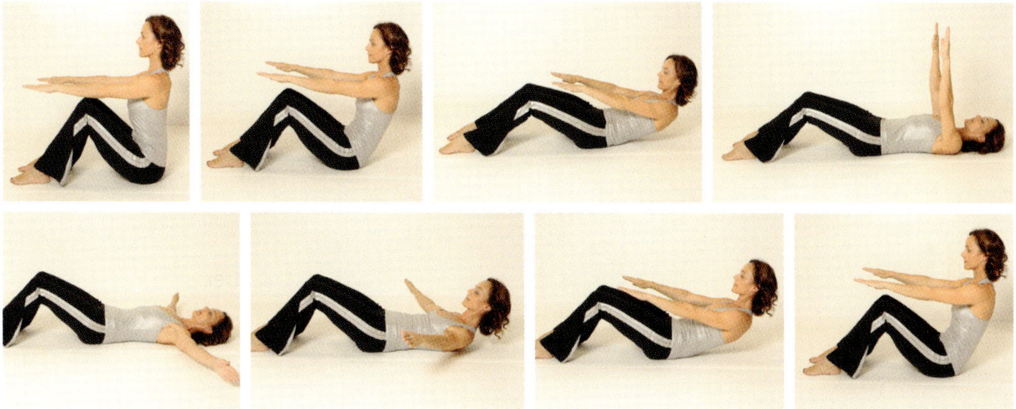

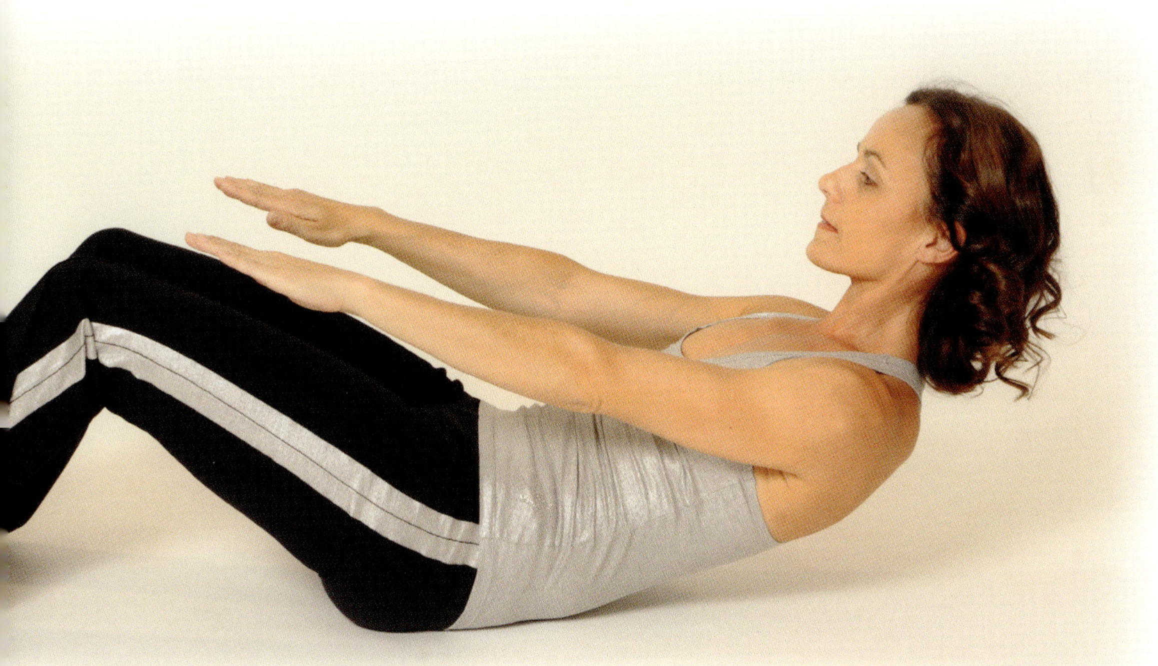

Mit dieser Übung schaffen Sie die Grundlage für Ihren Trainingserfolg. Sie verbessern Ihre Haltung, Taille, Lungenkapazität, Verdauung und Ihre Vorbildwirkung für Kinder: »First educate the child!« (Joseph Pilates)

Vorbereitung

Stehen oder sitzen Sie bitte aufrecht und entspannt.

Atmung

Atmen Sie durch die Nase ein. Ziehen Sie dabei Ihr Kinn leicht nach unten und zurück. Lassen Sie den Atem langsam und gleichmäßig einfließen.
Spüren Sie, wie Ihr Atmen zuerst die Bauchdecke, dann den seitlichen und schließlich den oberen Brustkorb sanft anhebt. Konzentrieren Sie sich beim Einatmen darauf, die gesamte Lunge mit frischer Luft zu füllen.

Genießen Sie diesen Zustand für ein paar Sekunden. Verharren Sie in der Atmung. Gleichzeitig lassen Sie den Nabel mehrmals hinein und hinaus flattern (einziehen und zurückkommen lassen ohne zu atmen).
Atmen Sie dann gleichmäßig und ruhig aus. Den Nabel so tief wie möglich einsinken lassen um vollständig auszuatmen.
Einatmen und entspannen, dabei lächeln.

Dauer: 2–5 Minuten

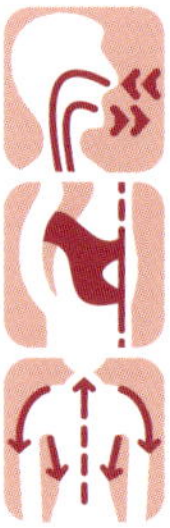

Ruhige Atmung

Neutrales Becken

Entspannte Schultern

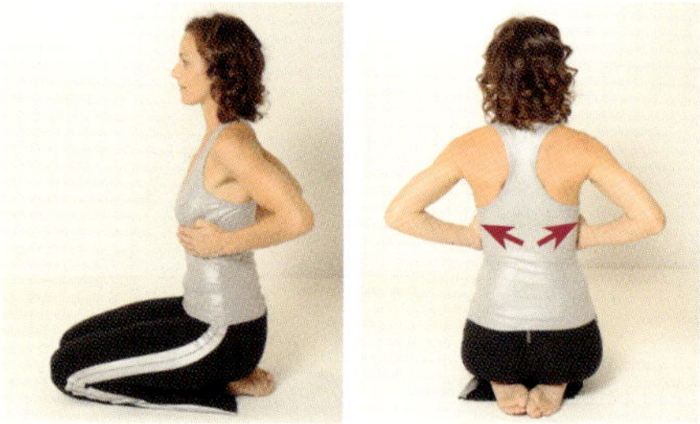

» Um von körperlichen Übungen wirklich zu profitieren, ist es erforderlich, richtig atmen zu lernen. « (Joseph Pilates, Health, S. 35)

Pilates-Atmung für Kinder

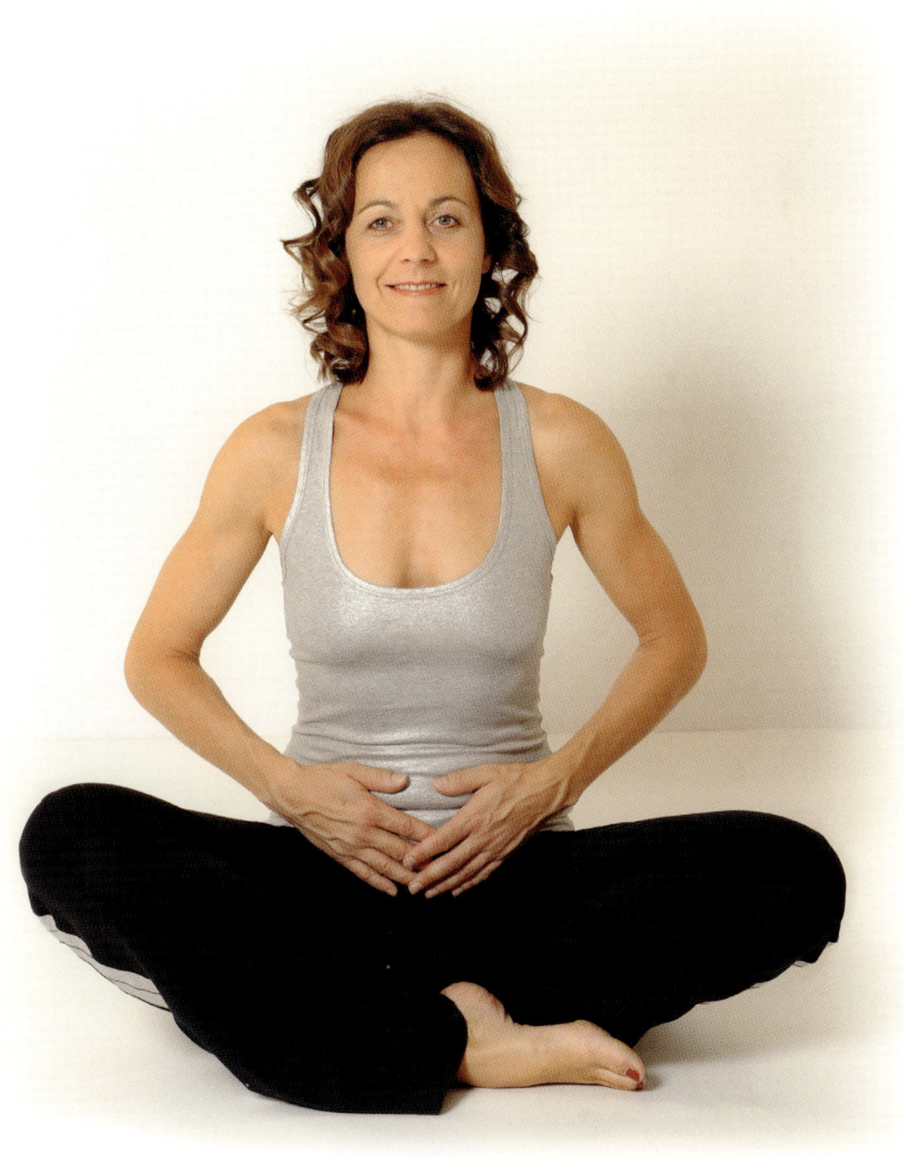

Verbessert Ihre Ausstrahlung, die erotische Leistungsfähigkeit und Vitalität. Kombiniertes Atem- und Beckenbodentraining fördert die natürliche Haltung von Becken, Knie und Fuß, Rücken und Kopf.

Vorbereitung

Sitzen, stehen oder liegen Sie entspannt.

Atmung

Einatmen: beim Aktivieren des Beckenbodens
Ausatmen: Vertiefung der Aktivierung

Übungsbeschreibung

Um den Beckenboden zu aktivieren, schließen Sie gleichzeitig die Urinal-, Vaginal- und Analöffnung. Beim Ausatmen Aktivierung vertiefen, beim Einatmen Aktivierung halten.
Achtung: Die großen Gesäßmuskeln bleiben entspannt. (Das Becken würde sonst aus der neutralen Position rollen und die Lendenwirbel zu Boden drücken.)

Zur leichteren Aktivierung des Beckenbodens: Einatmen!
Kontrollieren Sie Ihre Beckenbodenaktivierung: Fingerkuppen knapp unterhalb der vorderen oberen Darmbeinstacheln auf die Unterbauchdecke legen. Beim Aktivieren werden die Muskelfasern des unteren Bauchmuskelanteiles mitgenommen. Sie können die Verdichtung unterhalb Ihrer Finger spüren.
Rufen Sie laut: P / T / K und fühlen Sie die Resonanz im Beckenboden.

Dauer: 3–5 Minuten

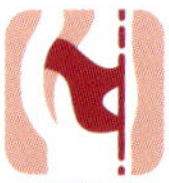
Neutrales Becken

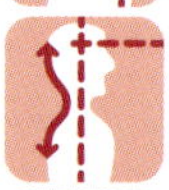
Entspannter Nacken

Lockere Kiefergelenke

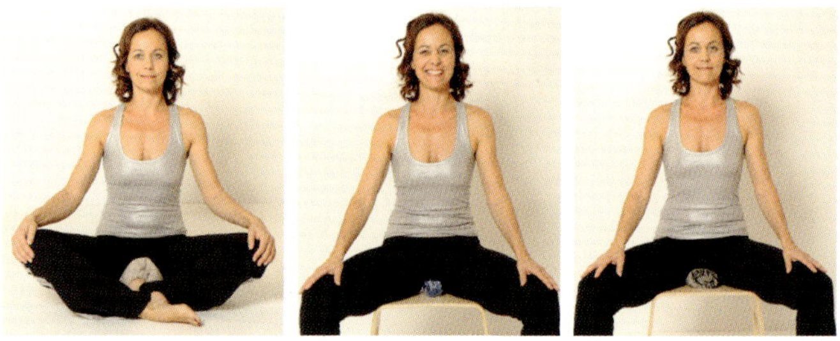

Tipp: *Ihr Beckenboden schließt das sogenannte kleine Becken ab. Der Beckenboden besteht aus drei übereinander gelagerten Muskelschichten. Männer denken manchmal, nur Frauen hätten oder bräuchten einen Beckenboden! Welch ein Irrtum!*

Power-Atmung

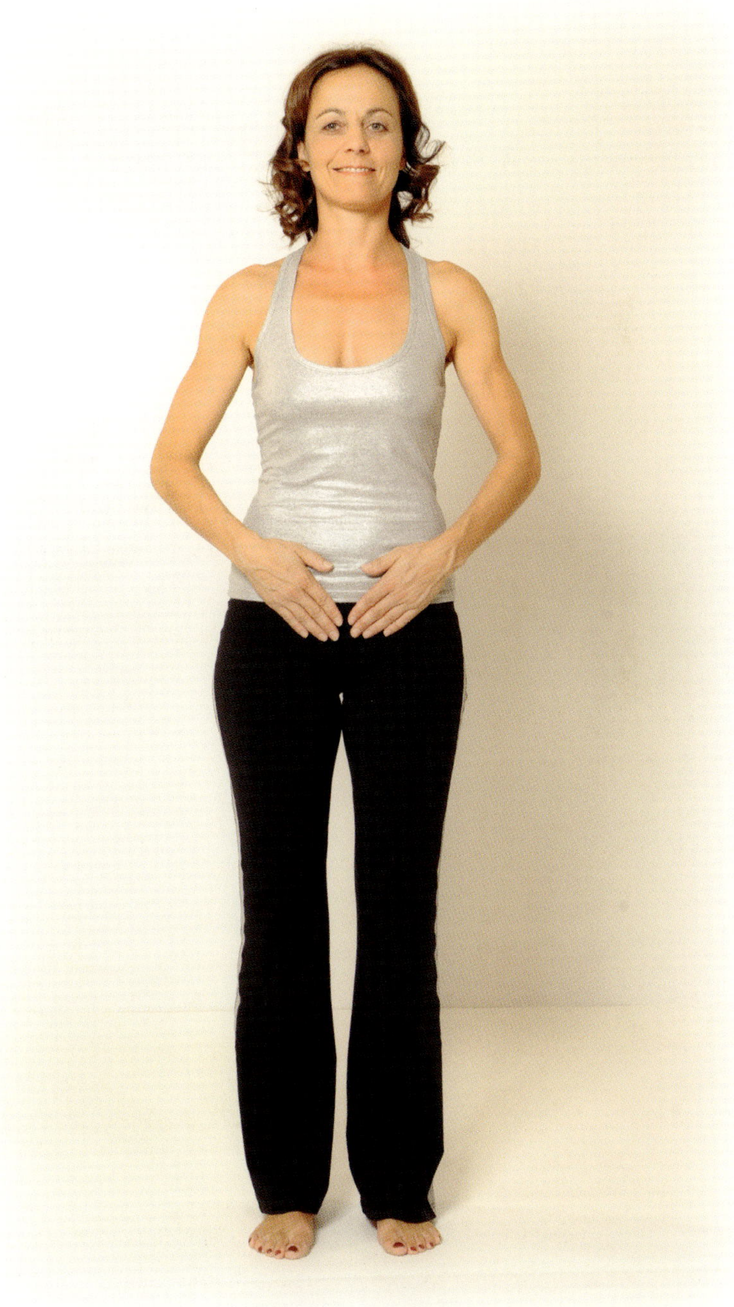

Verbessert Attraktivität, Haltung, Ausrichtung, erotische Wahrnehmungen, Balance und Koordinationsfähigkeit sowie Funktionsfähigkeit der inneren Organe im Beckenbereich (Gebärmutter, Blase)

Vorbereitung

Sitzen, stehen oder liegen Sie entspannt. Stellen Sie sich die Aktivierung des Beckenbodens als Liftstrecke vor: Erdgeschoss, erster Stock, zweiter Stock ...

Atmung

Einatmen und dabei Beckenboden vollständig aktivieren: Ihr Lift fährt hinauf in den zweiten Stock.

Ausatmen und dabei Beckenboden entspannen: Ihr Lift fährt zurück ins Erdgeschoss.

Varianten

Variante I: Sie fahren vom Erdgeschoss in den ersten Stock. Halten Sie an. Sie fahren weiter in den zweiten Stock. Entspannen Sie.

Variante II: Aktivieren Sie vollständig und fahren Sie in den 2. Stock. Einatmen und halten. Ausatmen und absenken in den 1. Stock. Einatmen und halten. Ausatmen und absenken ins Erdgeschoss. Entspannen Sie.

Dauer: 2–3 Minuten

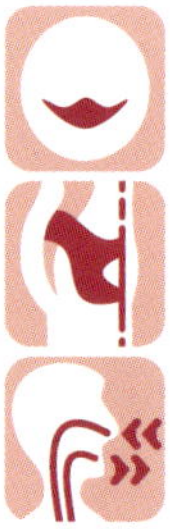

Lockere Kiefergelenke

Neutrales Becken

Ruhige Atmung

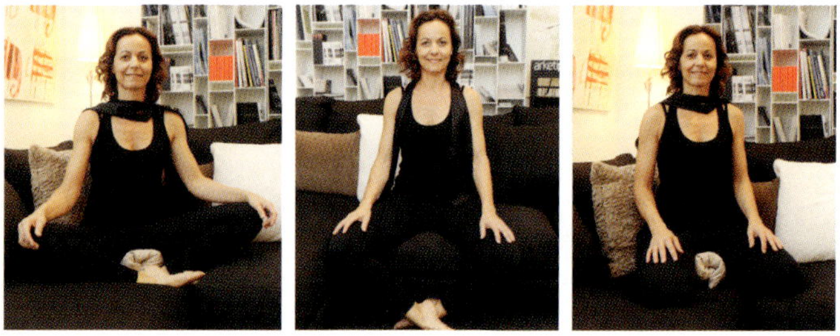

Tipp: *Erfinden Sie Ihre eigenen Liftgeschichten. Zu Hause, unterwegs oder im Büro. Sie werden spüren, es zahlt sich aus.*

Beckenbodenlift

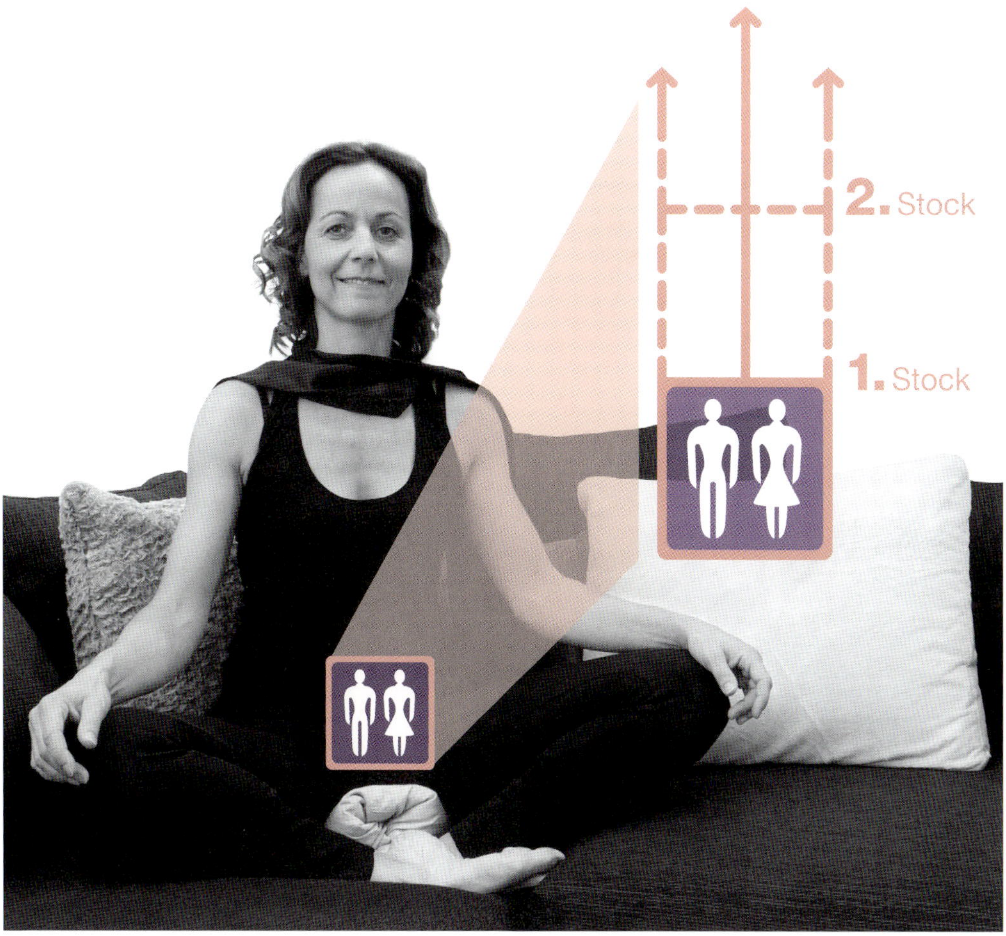

Entlastet Rücken und Hüftgelenke, verbessert Ihre Geschmeidigkeit, fördert die natürliche – anmutige – Beckenbeweglichkeit.

Vorbereitung

Aufrechtes, entspanntes Sitzen. Legen Sie Ihre Hände V-förmig auf Ihren Bauch, tasten Sie mit Ihren Fingerspitzen zu Ihrem Schambein. Auf Hüfthöhe finden Sie nun mit Ihren Handballen die Darmbeinstacheln. Bringen Sie diese drei Punkte auf eine lotrechte Ebene. Das ist Ihre natürliche Beckenstellung.

Atmung

Ruhig ausatmen und den Nabel sanft in Richtung Wirbelsäule nach innen und leicht nach oben ziehen.

Sanft durch die Nase einatmen und den Beckenboden etwa zu einem Drittel seines Potenzials aktivieren. Dabei Brustbein und Kinn sanft nach unten und hinten drücken. In den seitlichen Brustkorb atmen. Für einige Sekunden innehalten um die Sauerstoffaufnahme zu optimieren.
Ausatmen und Beckenbodenaktivierung entspannen.

3–5 x wiederholen

Ruhige Atmung

Konzentration

Powerhouse

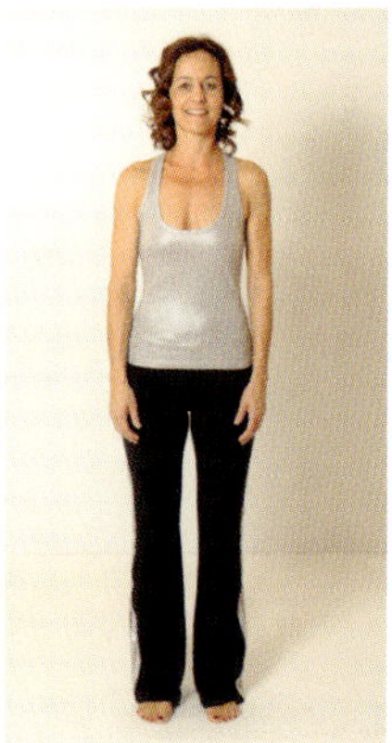

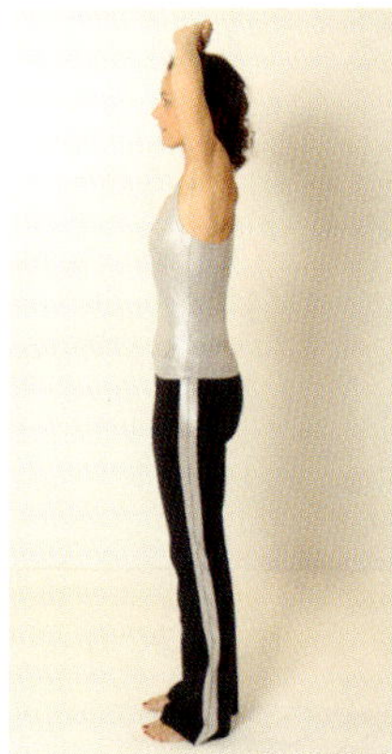

Tipp: *Am bequemsten finden Sie die natürliche Beckenstellung in Rückenlage. Hier liegen diese drei Punkte auf einer waagrechten Ebene. Der untere Rücken wird weder nach unten gedrückt noch abgehoben gehalten.*

Natürliche Beckenstellung

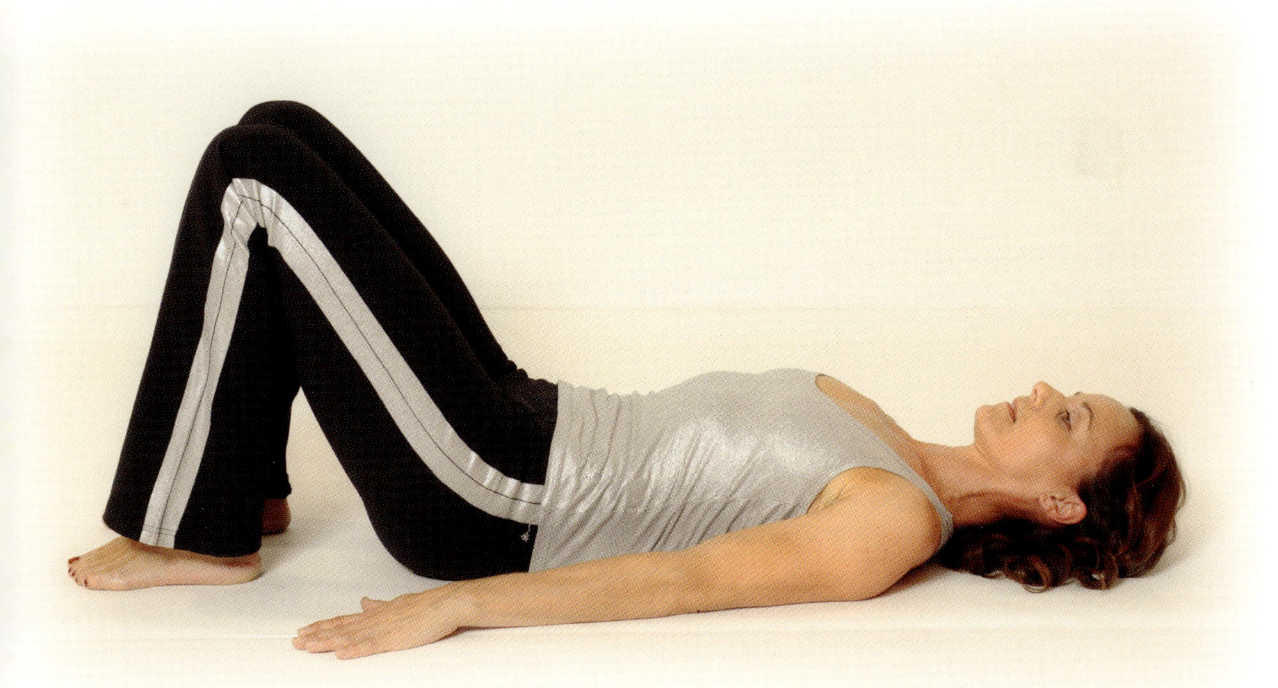

Formt Ihre Taille und Ihren Oberkörper, verbessert Ihre Leistungsfähigkeit im Beruf und beim Sport, schützt Ihre Gelenke und erhöht Ihre Stabilität.

Vorbereitung

Aufrechtes, entspanntes Sitzen mit natürlicher Beckenstellung

Atmung

Sanft durch die Nase einatmen und Beckenboden etwa zu einem Drittel seines Potenzials aktivieren. Dabei Brustbein und Kinn sanft nach unten und hinten drücken. In den seitlichen Brustkorb atmen.
Atmen Sie leicht aus, ziehen Sie während des Ausatmens Ihren Nabel Richtung Wirbelsäule.

Atmen Sie ruhig weiter. Halten Sie Ihren Nabel dabei weiterhin in leicht eingezogener Position. Übertreiben Sie nicht!
Nun langsam und ruhig ausatmen und Powerhouse entspannen.

Motivieren Sie sich zu dieser Aktivierung so oft wie möglich. Sie können die Aktivierungslänge beliebig steigern. Vergessen Sie bitte nicht auf das bewusste Entspannen. Sie erhöhen damit Ihren Trainingserfolg.

Dauer: 2–3 Minuten

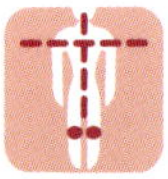
Körperausrichtung

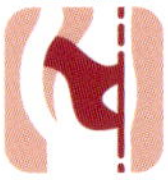
Neutrales Becken

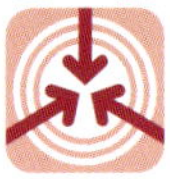
Konzentration

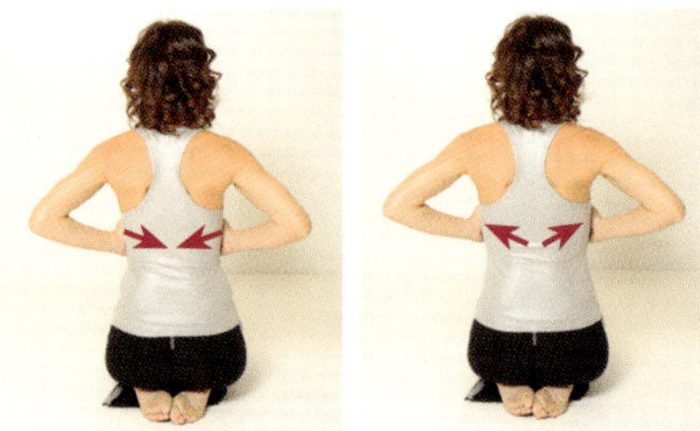

Tipp: *Ziehen Sie ganz leicht Ihre Mundwinkel nach oben. Ihr Gesicht trägt ein leichtes Lächeln. Verteilen Sie dieses Lächeln auf Ihren gesamten Körper: Stirn, Kiefergelenke, Schultern ...*

Powerhouse-Atmung

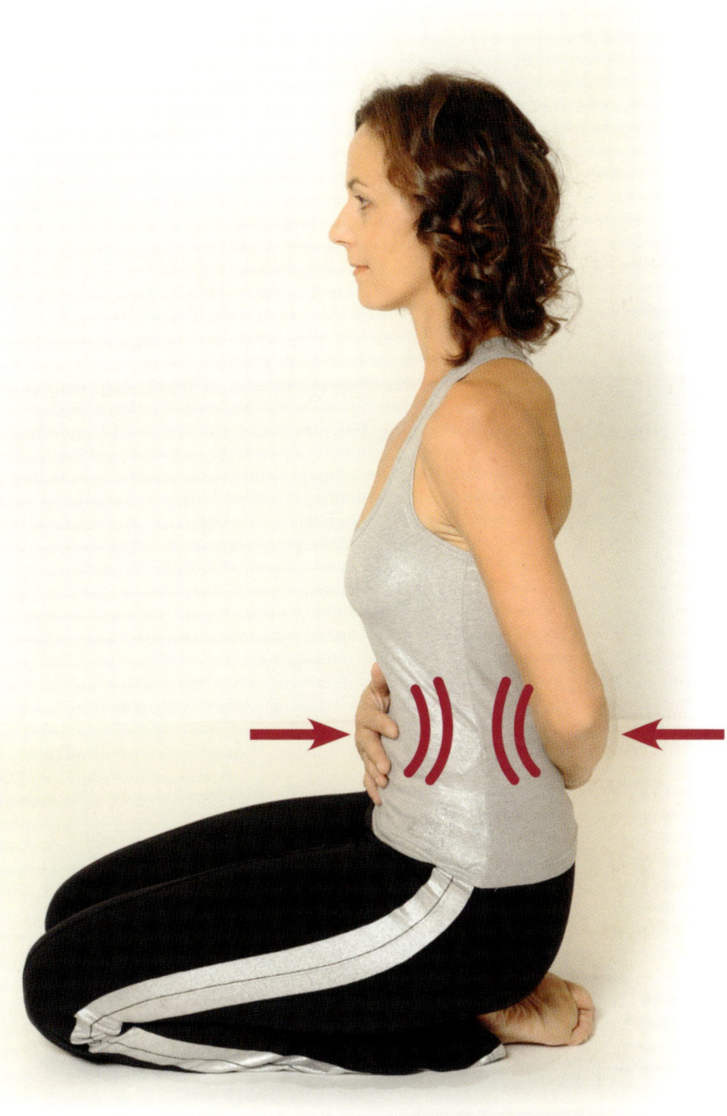

Baut Stress ab, wirkt entspannend und belebt die Sinne, Durchblutung der Fuß- und Unterschenkelmuskulatur, mobilisiert Sprung- und Hüftgelenke.

Vorbereitung

Entweder Sie haben einen oder Sie brauchen einen: Wirklich – ein Igelball gehört in jedes Haus. Achten Sie bitte auf die Größe und die Elastizität des Igelballes: ca. 9 cm Durchmesser und nicht zu hart. Kosten: max. € 5,–

Atmung

Entspanntes, natürliches Atmen

Übungsbeschreibung

Igelball unter eine Ferse legen. Zehen und Fußballen sind am Boden. Mit der Ferse den Igelball nach unten drücken, ohne das Gewicht des Körpers nach vorne zu verlagern.

10 x wiederholen

Variante

Fußgewölbe: Igelball unter den Fußballen legen, gesamter Fuß ist abgehoben. Ball rasch mit Druck zum Boden nach vorne und hinten rollen.

Dauer: ca. 60 Sekunden je Fuß

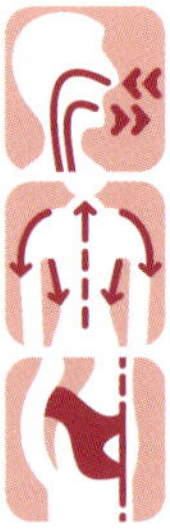

Ruhige Atmung

Entspannte Schultern

Neutrales Becken

Variante

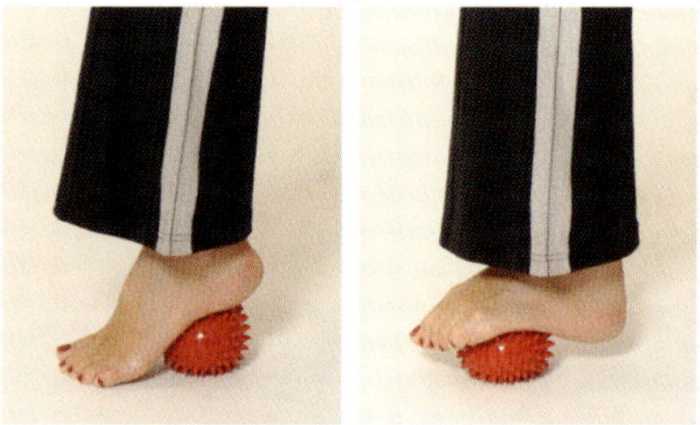

Tipp: *Impuls kommt aus der Muskulatur des Fußgewölbes. Muskelreaktion ist auch am Sitzbeinknochen spürbar. Zehen krallen sich nicht in den Boden!*

Gut zu Fuß

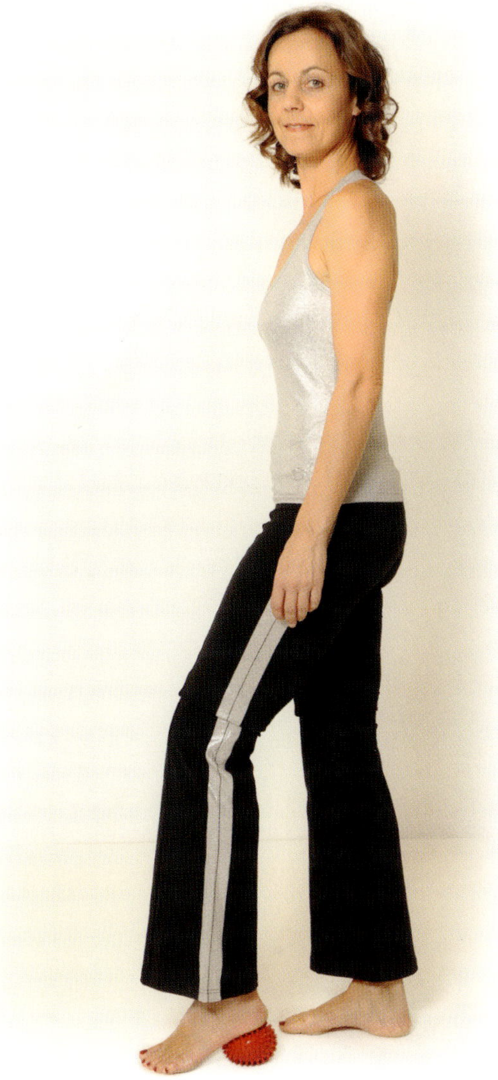

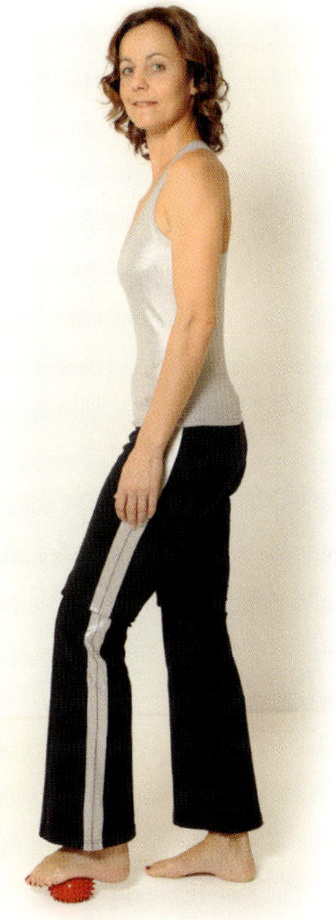

Bewirkt einen geschmeidigen Gang, vitalisiert und stimuliert die Reflexzonen, dehnt und kräftigt die Muskulatur des Fußgewölbes und die Grundgelenke der Zehen sowie die Mittelfußgelenke.

Vorbereitung

Entspanntes Stehen, Ferse am Boden. Vorderfuß und Zehen schmiegen sich um den Igelball.

Atmung

Entspanntes, natürliches Atmen

Übungsbeschreibung

Fußballen und Zehenspitzen schmiegen sich locker um die Rundung des Igelballs. Mit den Zehen Ball unter das Fußgewölbe hineinrollen, ohne die Ferse vom Boden abzuheben! Zwei Atemzüge lang halten. Aktivierung entspannen und die Zehen zur Decke strecken.

Variante

Zur Mobilisierung der Zehengrundgelenke: Ferse am Boden. Zehen und Fußballen am Ball. Fußballen, mit Druck gegen den Ball, langsam zu Boden rollen lassen. Dadurch spreizen sich die Zehen und fächern sich gegen den Ball und Richtung Decke. Die kleine Zehe rutscht herunter.

Wiederholen Sie den Vorgang und lassen Sie nun die kleine Zehe bewusst am Ball, die große und eventuell auch die zweite Zehe liegen am Boden. Langsam in diese starke Dehnung der Zehengrundgelenke hineingehen.

Dauer: ca.15–20 Sekunden je Fuß halten

10 x je Fuß wiederholen

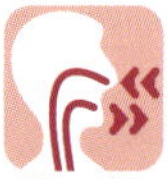
Ruhige Atmung

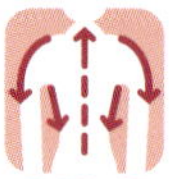
Entspannte Schultern

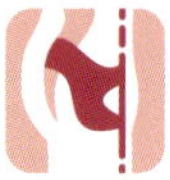
Neutrales Becken

Variante

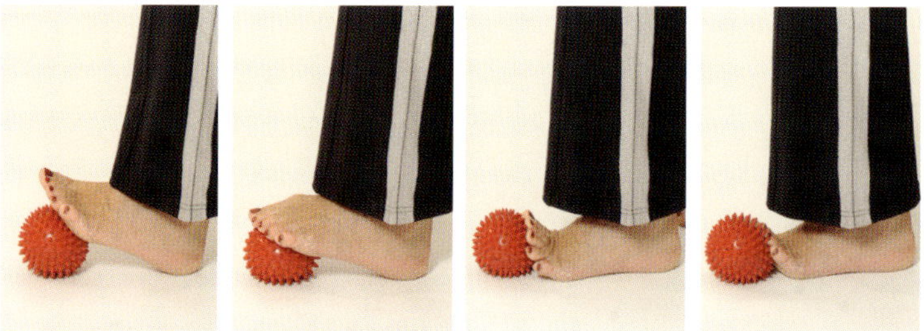

Tipp: *Achten Sie darauf, dass Ihr Sprunggelenk nicht nach innen oder außen sinkt. Nehmen Sie einen alten Tennisball, wenn Sie noch keinen Igelball haben.*

Attraktive und lockere Füße

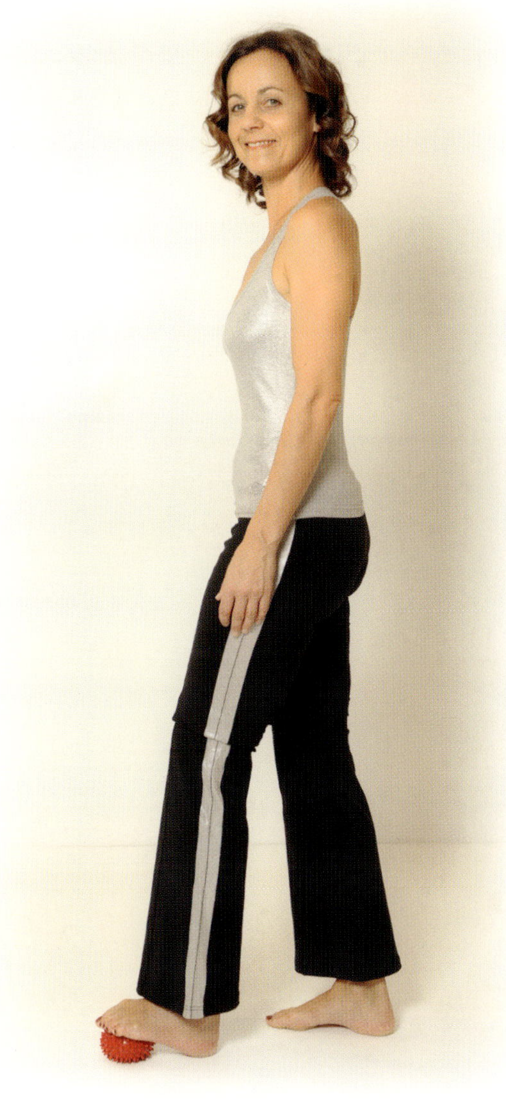

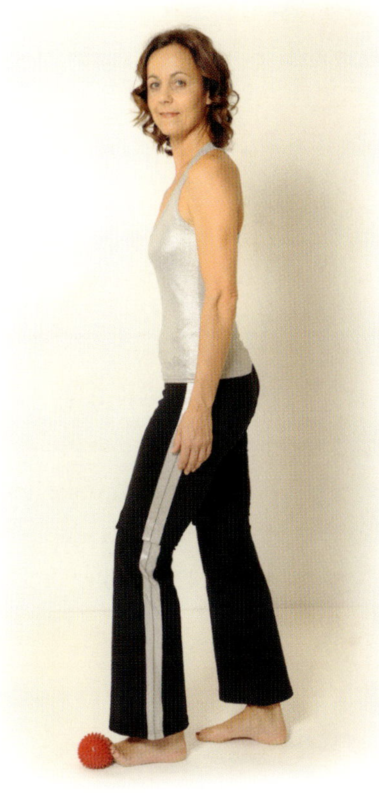

Macht lockere, bewegliche Beine und Füße, verbessert Fußbeweglichkeit, -feinmotorik und -koordination, trainiert Zehengrundgelenke, Rist und Wadenmuskulatur.

Vorbereitung

Entspannter hüftgelenksbreiter Stand

Atmung

Entspanntes, natürliches Atmen

Übungsbeschreibung

Gestreckte Arme auf Schulterhöhe anheben. Handballen zeigen zu Boden. Schulterblätter leicht zusammenziehen. Beim Einatmen langsam die Fersen abheben und den Rist nach vorne drücken. Ausatmen, Fersen und Arme absenken.

2 x ca. 30 Sekunden halten

Variante

Mit Mini-Kniebeuge: Fersen abheben. Beim Ausatmen langsam die Knie beugen und Rist nach vorne gedrückt halten, Oberkörper bleibt aufgerichtet. Einatmen und dabei Knie wieder langsam strecken, beim Ausatmen Fersen und Zehen absenken.

2 x ca. 20 Sekunden halten

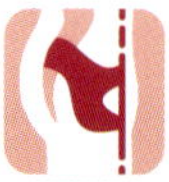
Neutrales Becken

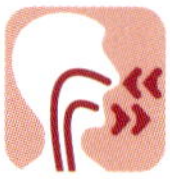
Ruhige Atmung

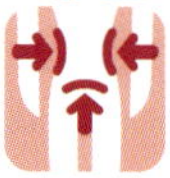
Powerhouse

Variante

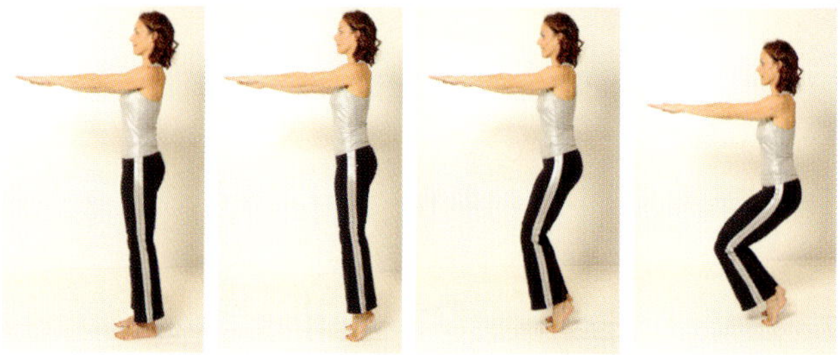

Tipp: *Bei Knieproblemen keine Hocke, Rist nur sanft und nicht zu weit nach vorne drücken.*

Rist und Fußsohle dehnen

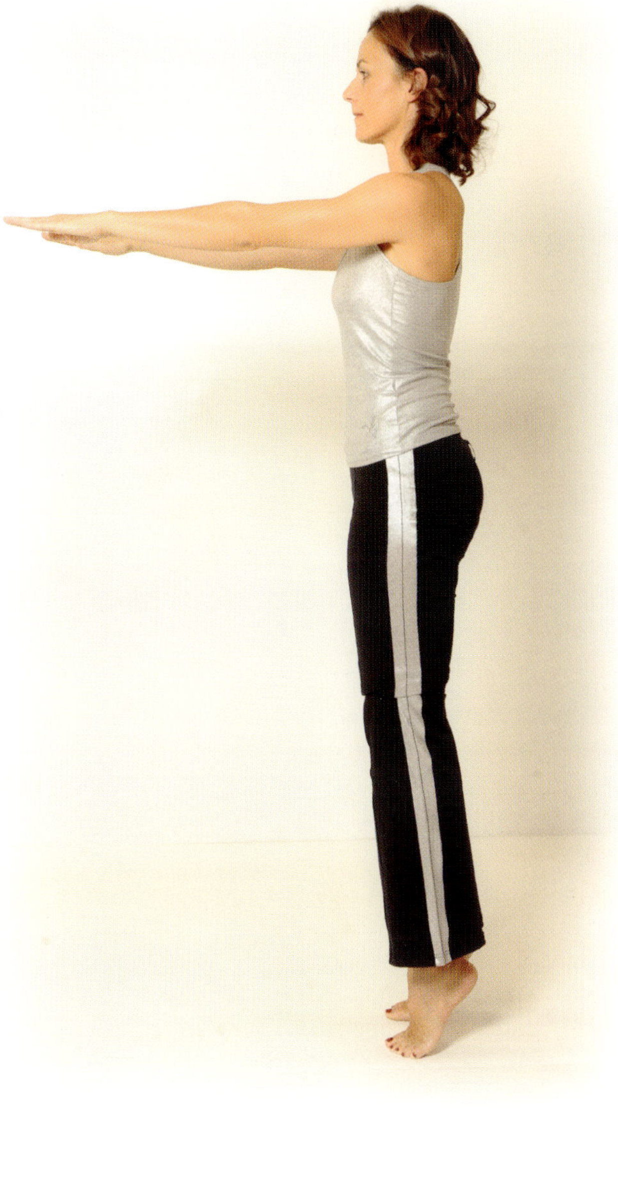

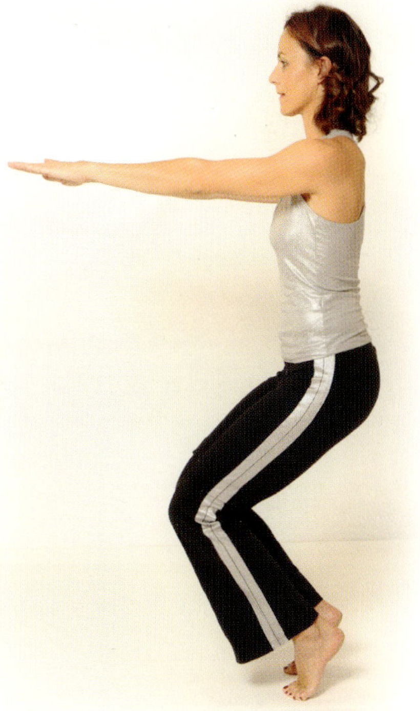

Macht müde Füße munter, fördert flinke, federnde, leichte Beine, lockert Sprung-, Knie- und Hüftgelenke, fördert die Durchblutung der Sehnen und Bänder.

Vorbereitung

Stehen Sie nahe bei einer Wand locker auf einem Bein. Bei Bedarf mit einer Hand an der Wand zum Balancieren abstützen.

Atmung

Entspanntes, natürliches Atmen

Übungsbeschreibung

Stufe 1: Sanftes Ausschütteln des Fußes.

Stufe 2: Ein Bein abheben und den lockeren Fuß kräftig ausschütteln.

Dauer: bis zu 1 Minute je Fuß

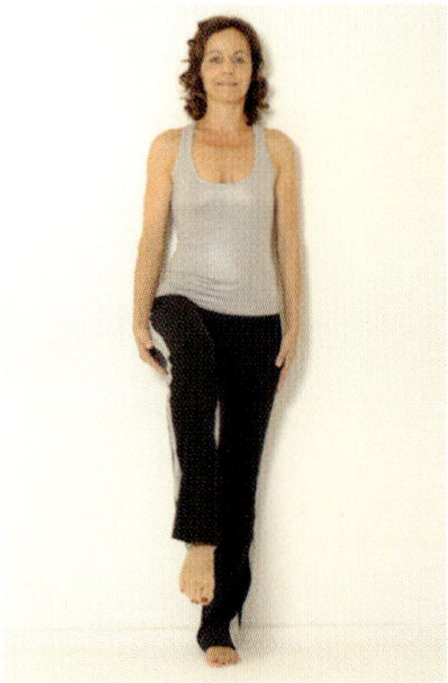

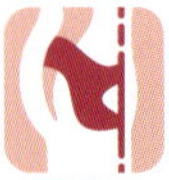
Neutrales Becken

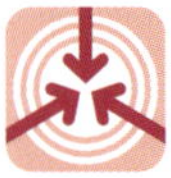
Konzentration

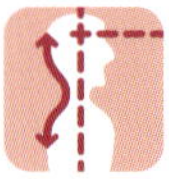
Entspannter Nacken

Tipp: *Ganz locker in beiden Hüftgelenken!*

Starker, guter Auftritt

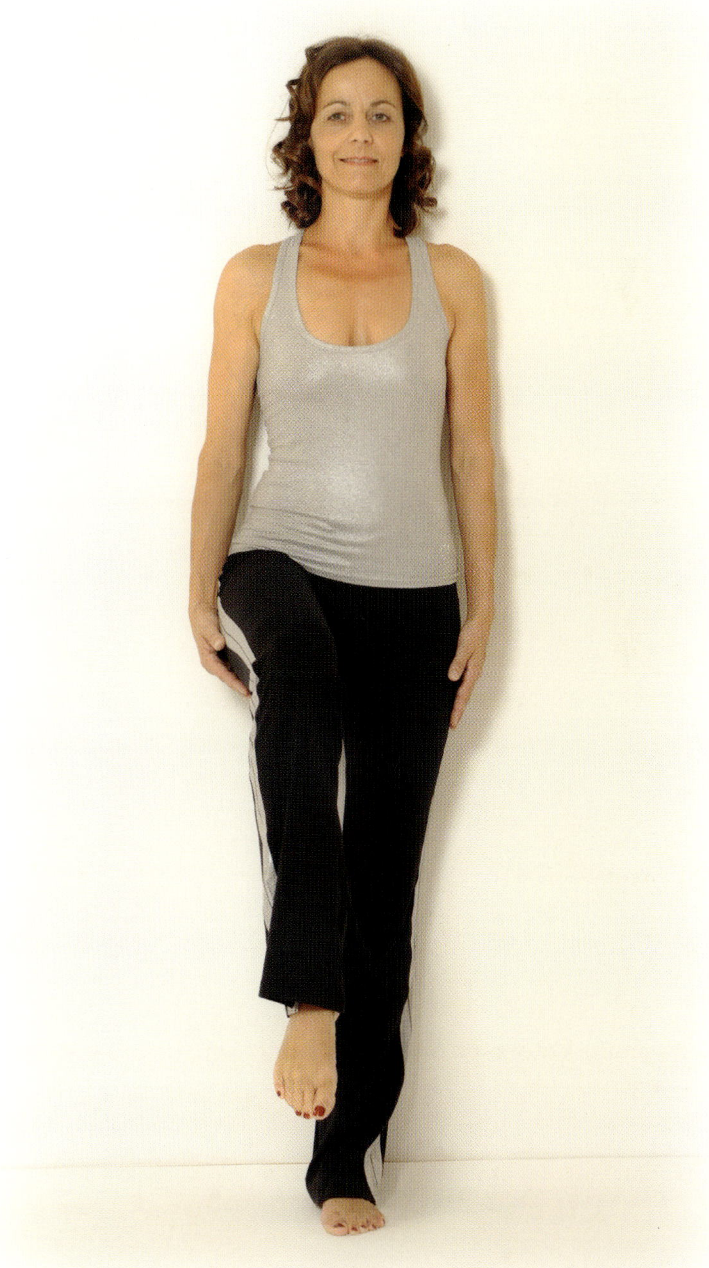

Ermöglicht es, locker auf beiden Beinen zu stehen, löst Verspannungen und reduziert Stress, entspannt die Hüftgelenke und Waden durch das Training der Fuß- und Beinmuskulatur.

Vorbereitung

Langsitz, kleinen Ball (Igelball) oder Handtuchrolle unter die Kniekehle legen.

Atmung

Entspanntes, natürliches Atmen

Übungsbeschreibung

Fußsohle und Zehen zum Schienbein heranziehen, Fußballen nach vorne durchdrücken (Zehenfächer) und am Schluss die Zehen nach vorne strecken. Nun schiebt sich die Ferse am Boden vom Körper weg, während gleichzeitig der Rist zum Schienbein gezogen wird und die Zehen noch weiter zur Fußsohle ziehen (es entsteht das Bild eines Wellenbergs). Wenn Rist dem Schienbein am nächsten ist, die Zehen ebenfalls heranziehen und weit fächern. Von vorne beginnen.

Richtung wechseln: Rist zum Schienbein und Zehen zur Fußsohle ziehen. Die Zehen führen nun die Bewegung nach unten, in den »Wellenberg« hinein, an. Strecken Sie zuerst die Zehenkuppen/-spitzen heraus und ziehen Sie sie dann auf schnellstem Weg zum Schienbein zurück. Dann Zehen zum Fußballen einrollen.

8 x je Richtung wiederholen

Variante

Langsitz, einen Fuß in ein Elastikband legen, alle Zehen und Fußballen stehen ganz im Band. Elastikband locker spannen, um Widerstand während der Übung besser zu spüren.

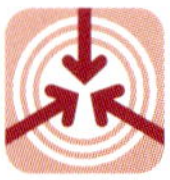
Konzentration

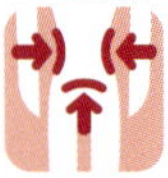
Powerhouse

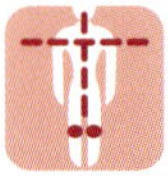
Körperausrichtung

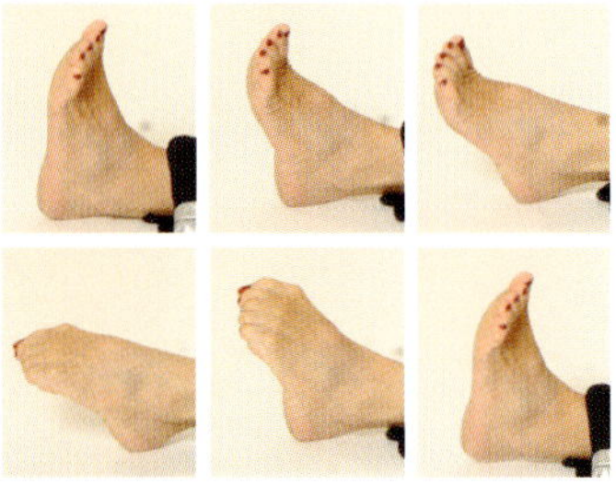

Tipp: *Die Ferse bleibt immer am Boden, das Knie wird nicht gebeugt und soll nicht mitbewegt werden. Den Rücken aufrecht halten, Ellenbogen locker hängen lassen.*

Delfin

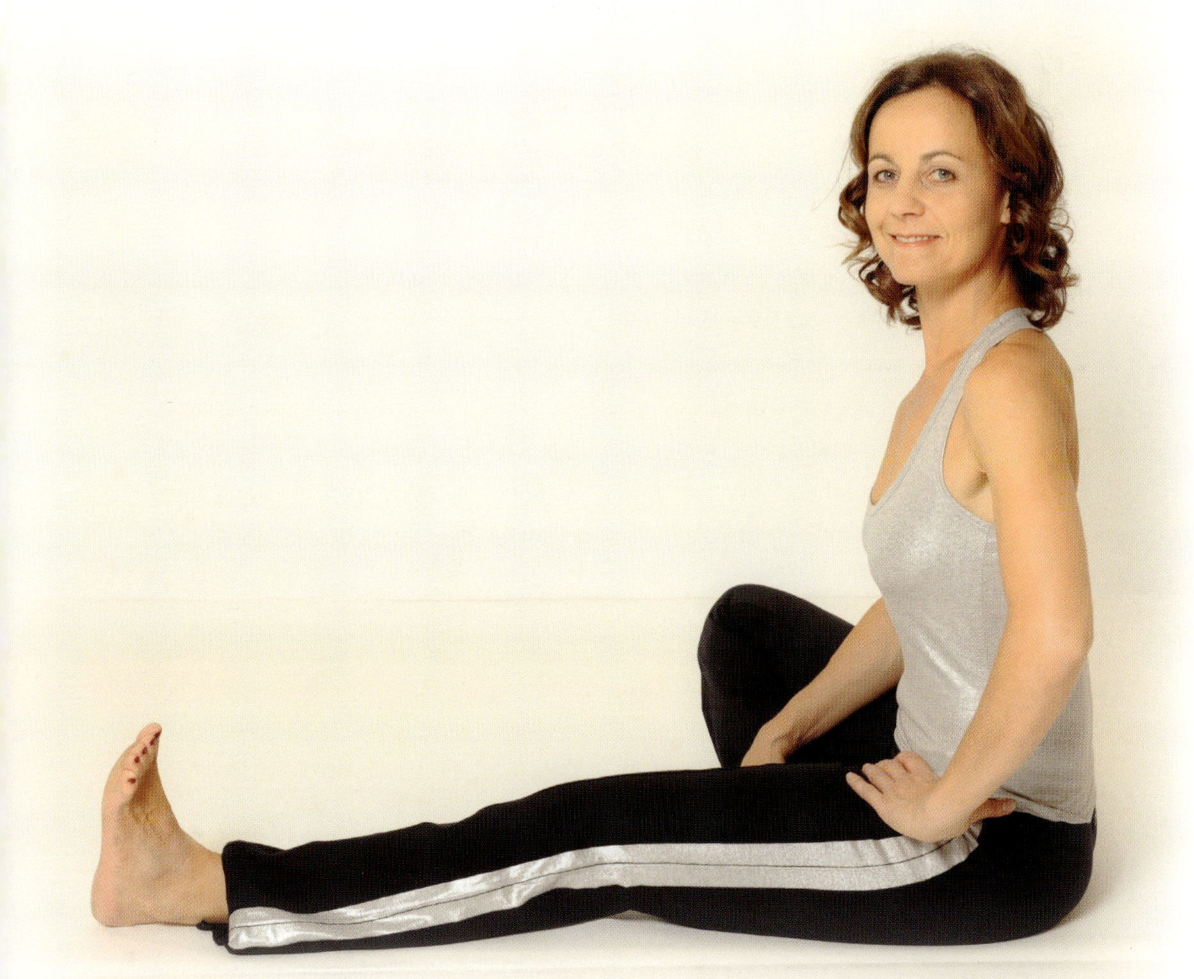

Wirkt wie Urlaub, verjüngt und mobilisiert die Sprung-, Knie- und Hüftgelenke.

Vorbereitung

Hüftgelenksbreiter Stand, Knie gebeugt, Hände auf den Knien, Oberkörper locker gerundet, alle Zehen abgehoben.

Atmung

Ausatmen: beim Beugen der Knie
Einatmen: beim Strecken der Knie

Übungsbeschreibung

Gewicht auf rechte Fußaußen- und linke Fußinnenkante legen, Gewicht auf beide Fersen verlagern und Knie strecken. Gewicht auf linke Fußaußen- und rechte Fußinnenkante, dann auf die Fußballen verlagern, dabei Knie beugen.
Sie zeichnen mit Ihren Knien einen Kreis.
Je 8 Kreise in beide Richtungen.

Variante

Gleiche Übung mit geschlossenen Beinen.

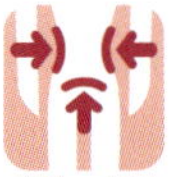
Powerhouse

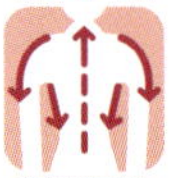
Entspannte Schultern

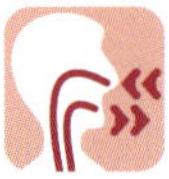
Ruhige Atmung

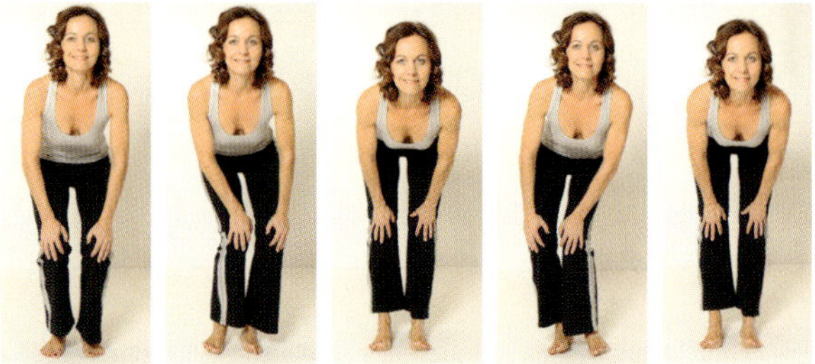

Variante

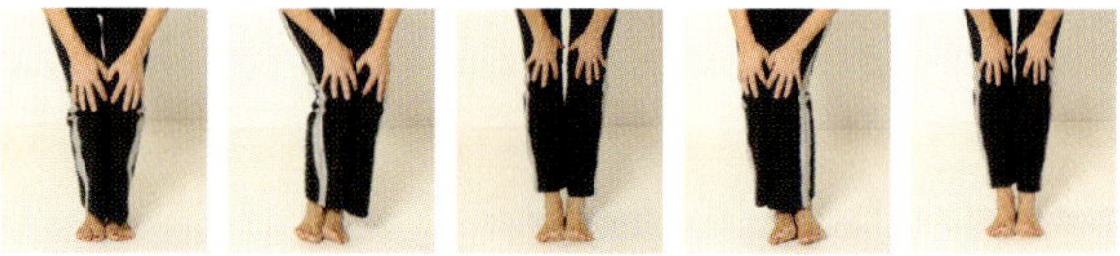

Tipp: *Alle Zehen immer abgehoben lassen. Die Kniegelenke nie blockieren, der Rücken bewegt sich locker mit.*

Geschmeidige Knie

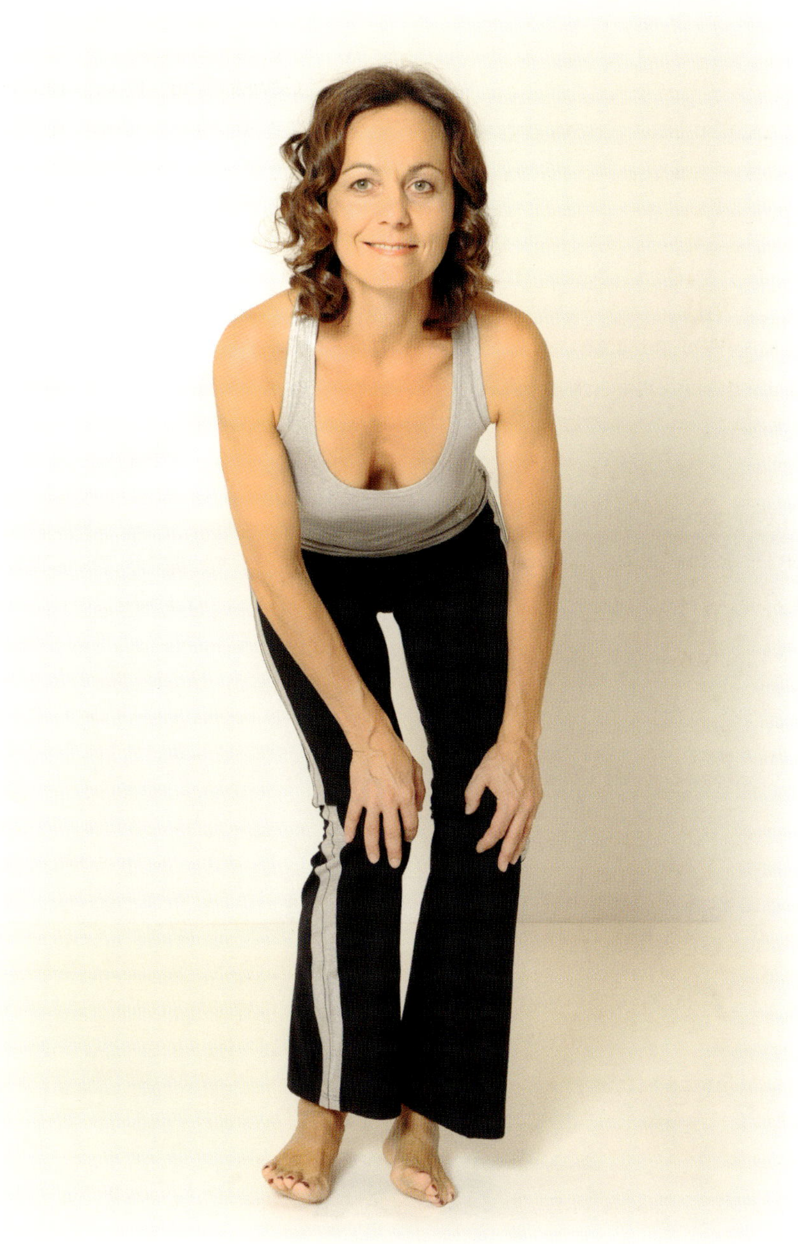

Bringt Rückenglück, Ruhe und Vitalität, belebt Rücken- und Schultermuskulatur, vitalisiert die Wirbelsäule und bringt die Muskeln der Beine und Füße in Schwung.

Vorbereitung

Fersensitz. Beine zusammen. Locker aufgerichtete Wirbelsäule

Atmung

Beide Arme nach vorne strecken, die Handinnenflächen aufeinanderlegen und fest gegeneinanderdrücken. Daumen können sich überkreuzen. Nun die Arme mit gleichbleibendem Muskeltonus über den Kopf heben. Schultern weit weg von den Ohren halten. Druck der Hand- und Fingerflächen gegeneinander beibehalten. Ellenbogen nicht blockieren. Kinn nicht nach vorne schieben.

Atmen Sie etwa 10 Sekunden lang ein und ziehen Sie dabei Ihr Kinn sanft zurück.
Verharren Sie für etwa 10 Sekunden in der Atmung und ziehen Sie dabei sanft den Nabel ein.
Atmen Sie etwa 10 Sekunden lang aus. Lassen Sie dabei den Nabel so tief wie möglich einsinken um vollständig auszuatmen.
Entspannen Sie sich und lächeln Sie beim Einatmen.

Dauer: täglich 2–5 Minuten
Bitte entspannen Sie sich nach dieser Übung ebenfalls 2–5 Minuten.

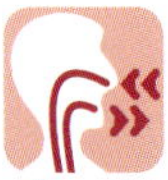 Ruhige Atmung

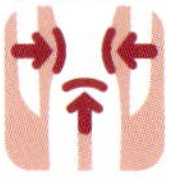 Powerhouse

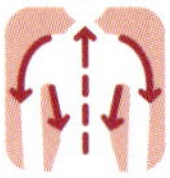 Entspannte Schultern

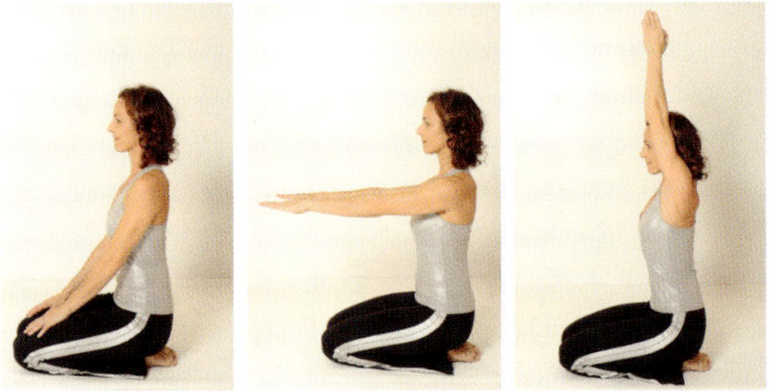

Tipp: *Konzentrieren Sie sich täglich 2–3 Minuten ausschließlich auf diese Übung – das wird Ihr Leben positiv verändern!*

Supergirl oder Superman

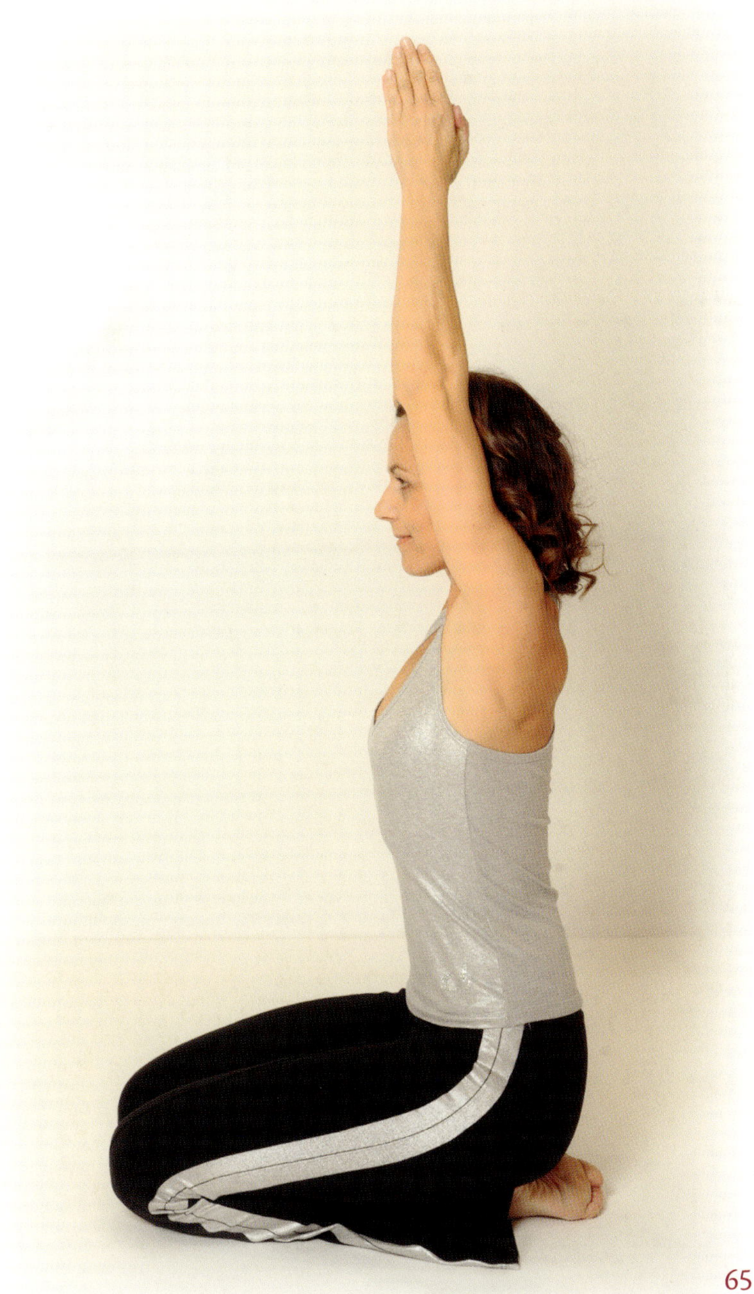

Ist ideal zum Aufwachen und als Energie-Kick zwischendurch, fördert auch ein erholsames Ein- und Durchschlafen, regt die Durchblutung und Energetisierung der Füße und Beine an, entspannt die Hüftgelenke und die Beckenmuskulatur.

Vorbereitung

Langsitz. Die Beine aneinanderliegend ausstrecken, Füße nach außen sinken lassen, Hände hinter dem Oberkörper abstützen, Fußsohlen locker heranziehen.

Atmung

Entspanntes, natürliches Atmen

Übungsbeschreibung

Die Fußballeninnenseiten rasch und fest zusammenklopfen. Die Bewegung kommt aus den Hüftgelenken und das ganze Bein bewegt sich als ein Teil.

Dauer: 1 Minute

Konzentration

Powerhouse

Lockere Kiefergelenke

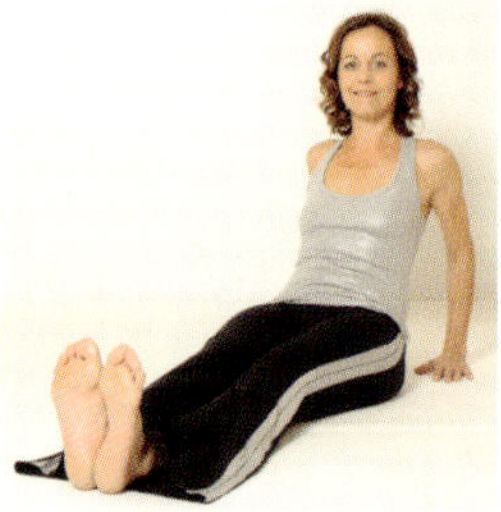

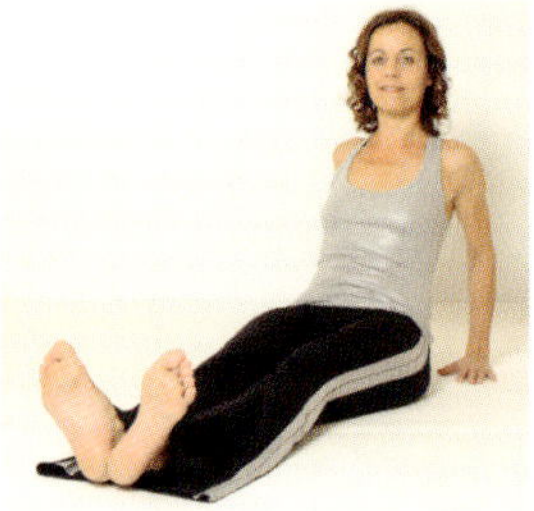

Tipp: *Intensität des Klopfens und die Geschwindigkeit während der Übung halten. Wenn erforderlich, teilen Sie die Übung in zwei oder mehrere Schritte.*

Fuß-Applaus

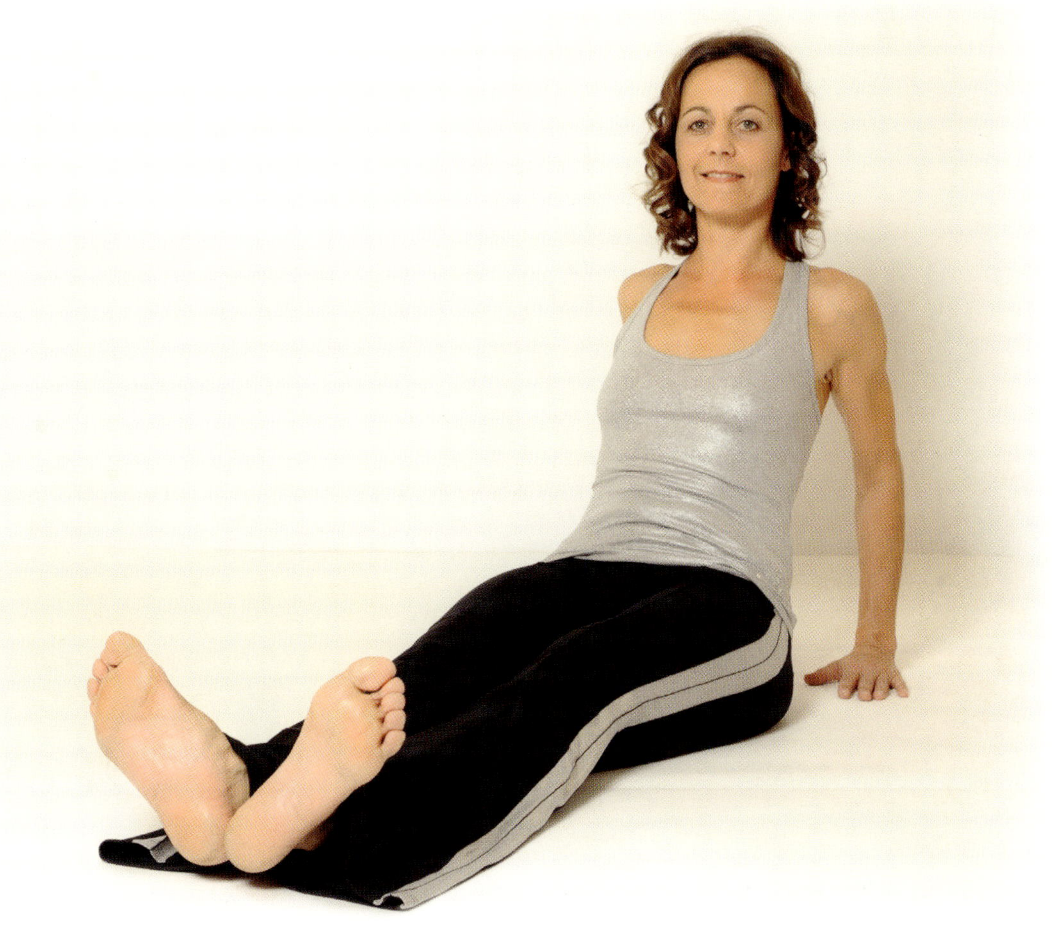

Bringt good vibrations für Rücken und Körperzentrum, kurbelt die Verdauung und den Stoffwechsel an, wirkt belebend und erhöht die Antriebskraft.

Vorbereitung

Entspanntes Stehen

Atmung

Entspanntes, natürliches Atmen

Übungsbeschreibung

Mit beiden Händen eine Muschel formen. Diese auf den Unterbauch ca. 2 Fingerbreit unterhalb des Nabels, legen. Mit den Händen kräftig auf den Unterbauch klopfen.

Dauer: 1 Minute

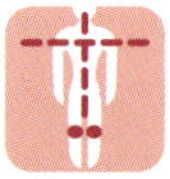
Körperausrichtung

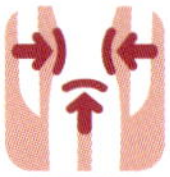
Powerhouse

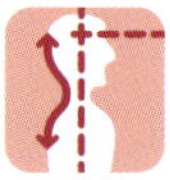
Entspannter Nacken

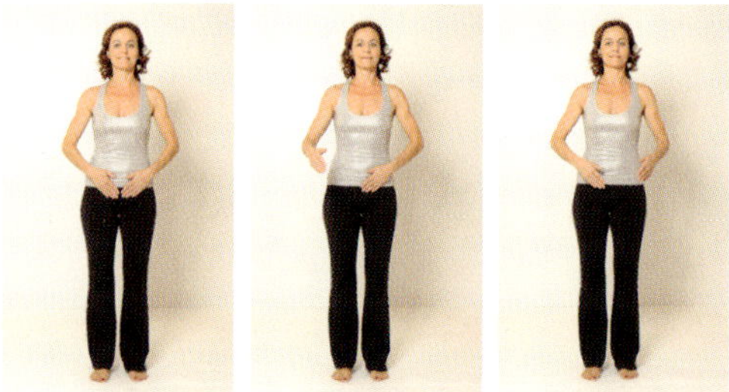

Tipp: *Machen Sie diese Übung jeden Tag nach dem Aufstehen oder nach dem Duschen. Entspannt Ihren unteren Rücken und belebt auf wundersame Weise!*

Kraftzentrum massieren

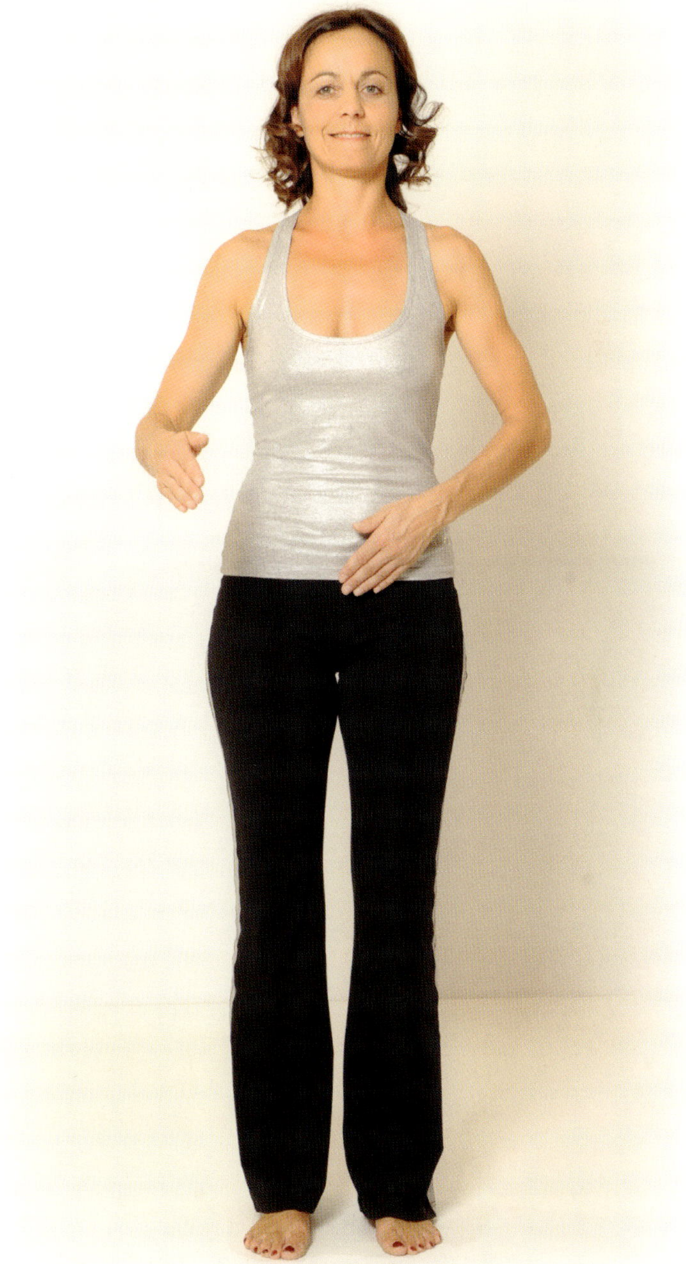

Ideal zum Auflockern und zum Befreien im Alltag – vor dem Badezimmerspiegel, im Lift ... –, mobilisiert die Hüftgelenke und Lendenwirbel.

Vorbereitung

Entspanntes breiteres Stehen, Hände auf den Hüften

Atmung

Entspanntes natürliches Atmen

Übungsbeschreibung

Abwechselnd rechtes und linkes Knie beugen und strecken. Dabei wird das Becken nach links und rechts geschoben. Langsames, bewusstes Bewegen.

8–10 x je Seite wiederholen

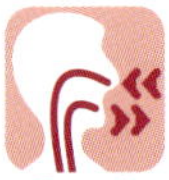
Ruhige Atmung

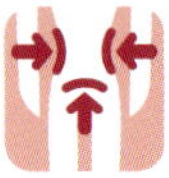
Powerhouse

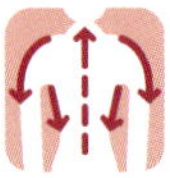
Entspannte Schultern

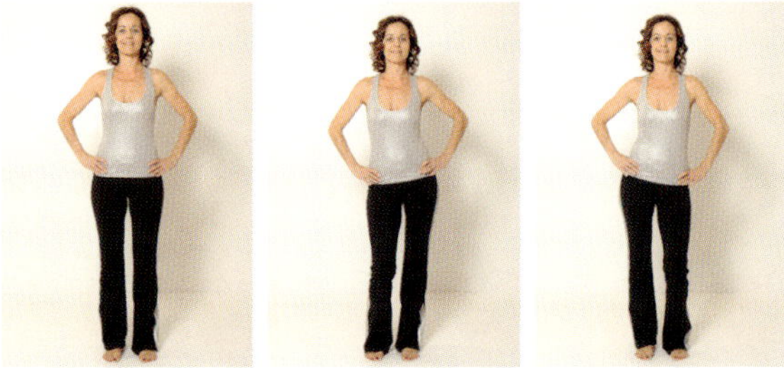

Tipp: *Stellen Sie sich vor, das Becken ist ein kleines Pendel, das nach der einen und anderen Seite schwingt.*

Beckenpendel mit Kniebeugen

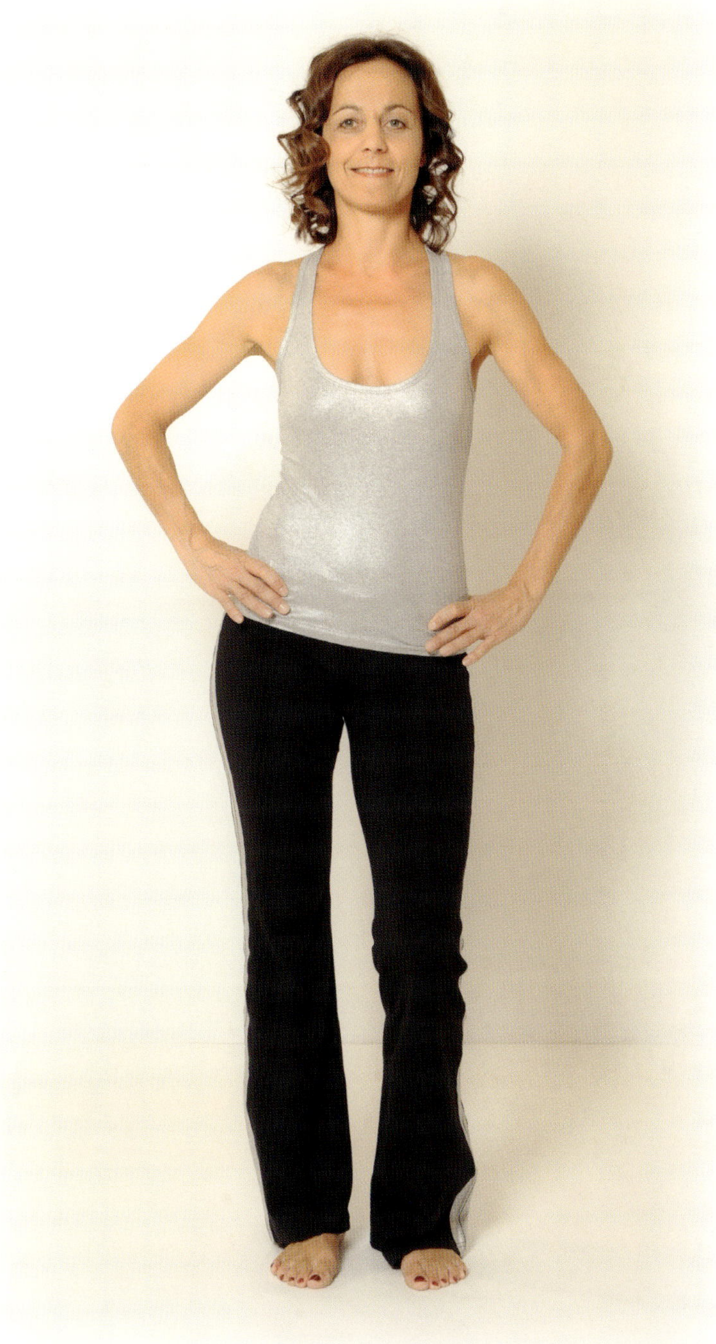

Verbessert die Balance, die Körperwahrnehmung und die Beweglichkeit, lockert die Hüftgelenke, stärkt, mobilisiert und dehnt die Muskulatur, besonders im Rücken und im Becken.

Vorbereitung

Breiter, lockerer Stand, Knie weich, Hände auf den Hüften

Atmung

Einatmen: beim Nach-vorne-Führen des Beckens (Oberkörper lehnt sich nach hinten)
Ausatmen: beim Nach-hinten-Führen des Beckens (Oberkörper lehnt sich nach vorne)

Übungsbeschreibung

Das Becken zuerst nach rechts und links schieben, dann nach vorne und hinten. Beide Richtungen verbinden und zu einer Kreisbewegung bringen.

8 x je Richtung

Ruhige Atmung

Powerhouse

Lockere Kiefergelenke

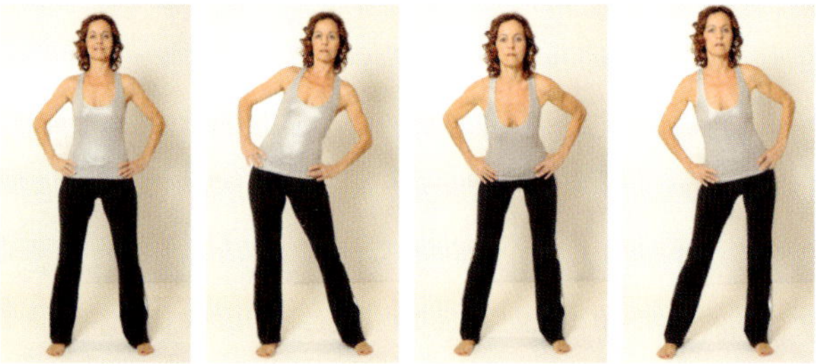

Tipp: *Oberkörper bleibt in sich stabil und bewegt sich mit dem Becken mit. Es ist keine Salsa-Bewegung. Stellen Sie sich vor, beide Gelenkskapseln bewegen sich um die Oberschenkelkugeln.*

Becken kreisen – vitales Becken

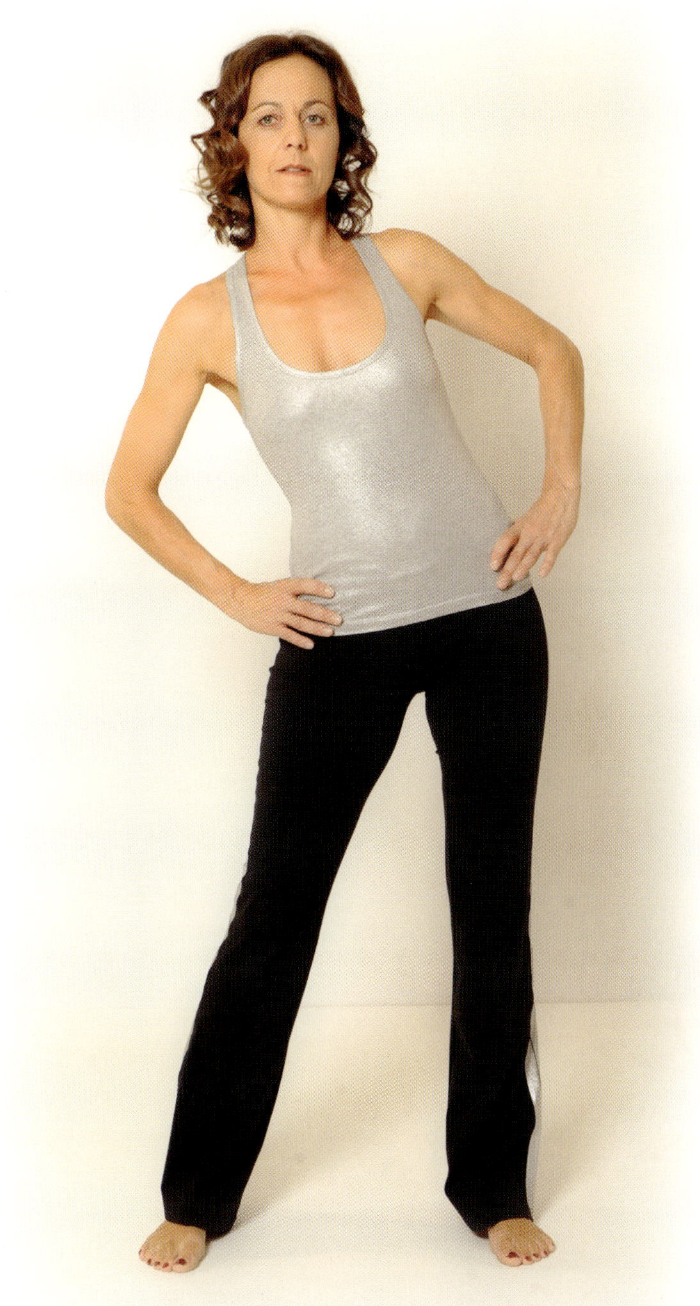

Bringt frischen Schwung, entlastet und mobilisiert die Lendenwirbelsäule, verbessert die Beweglichkeit der Hüftgelenke und dehnt die hinteren Oberschenkel.

Vorbereitung

Entspanntes hüftgelenksbreites Stehen, Arme locker. Powerhouse aktivieren.

Atmung

Einatmen: beim Zurückbringen des Beckens in die Mitte

Ausatmen: beim Zur-Seite-Schieben des Beckens

Übungsbeschreibung

Den Kopf nach vorne sinken lassen und gleichzeitig das Becken nach hinten kippen sowie die Knie beugen. Nun langsam Wirbel für Wirbel so weit nach vorne abrollen, wie es angenehm ist. Das Gewicht von Armen, Kopf und Schultergürtel nach unten hängen lassen. Abwechselnd ein Knie beugen und strecken, das Becken dabei langsam nach rechts und links schieben. Die Fersen bleiben am Boden stehen.

8–10 x je Seite

Ruhige Atmung

Konzentration

Powerhouse

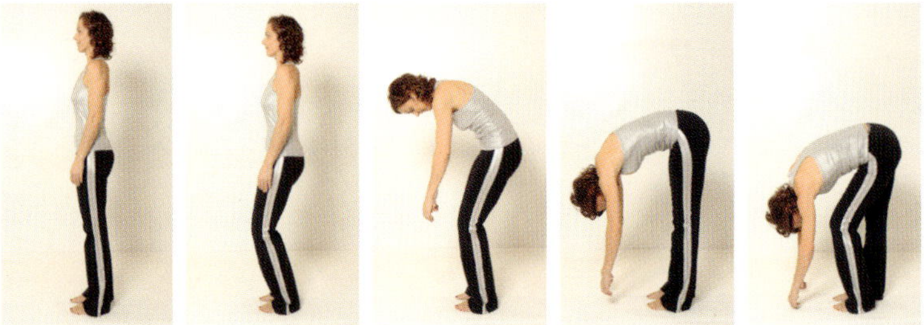

Tipp: *Konzentration auf das Bewegen der Gelenkskapseln um die Gelenkskugeln legen. Dadurch entsteht eine bessere Beweglichkeit im Becken.*

Roll-Down mit Beckenpendel

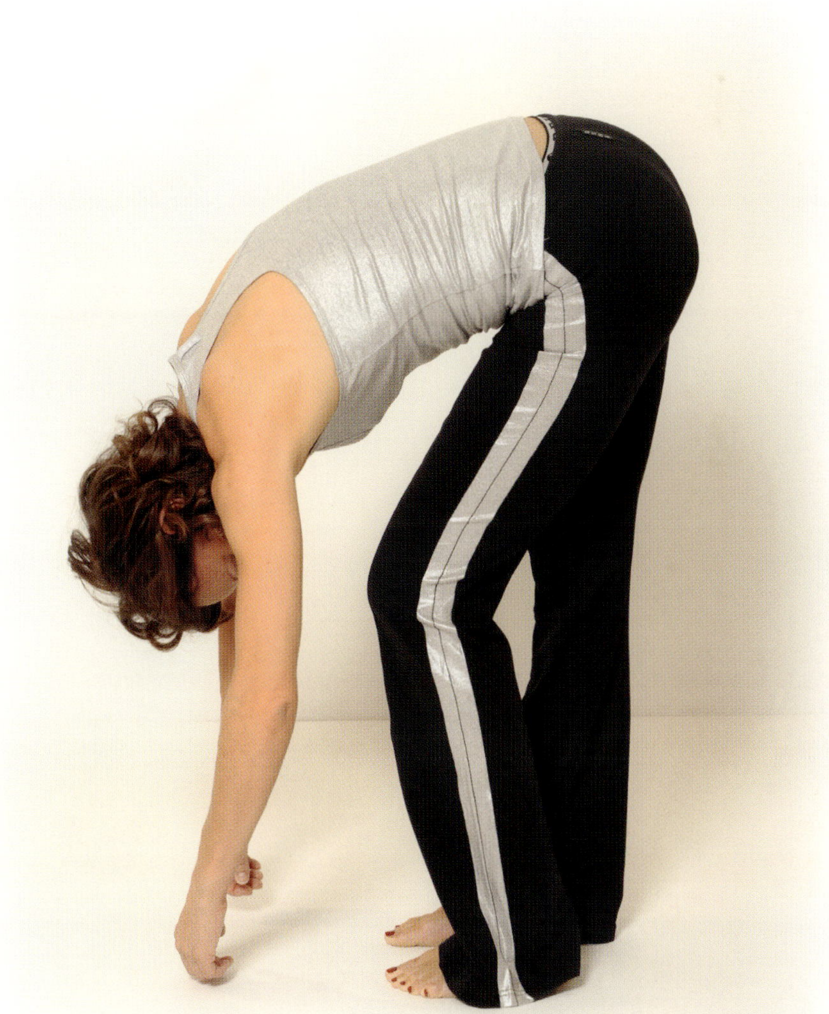

Eine herrliche Dehnübung für alle Muskeln von Hüfte bis Hals, zum Intensivieren der Atmung, dehnt die Zwischenrippenmuskulatur, die diagonale Bauch-, äußere Becken- und Beinmuskulatur bei gleichzeitiger Kräftigung der Gegenseite.

Vorbereitung

Aufrechtes Sitzen auf Stuhl oder im Schneidersitz. Schulterbreit geöffnete und gestreckte Arme über dem Kopf halten, Gewicht gleichmäßig verteilen.

Atmung

Einatmen: beim Aufrichten ins Lot

Ausatmen: beim Beugen zur Seite

Übungsbeschreibung

Mit der Lendenwirbelsäule beginnend den Oberkörper seitlich nach links beugen. Die Arme bleiben im selben Abstand neben den Ohren, die Lendenwirbelsäule knickt nicht ein, der Kopf sinkt nicht zur Seite, der Oberkörper und das Becken verdrehen sich nicht zueinander. Den Oberkörper wieder aufrichten.
Danach die andere Seite.

8–10 x je Seite

Variante

Seitbeuge 6–8 Atemzüge lang halten und bei jedem Ausatmen genussvoll vertiefen; 1x je Seite.

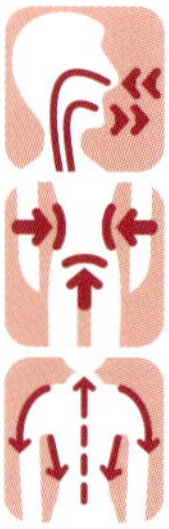

Ruhige Atmung

Powerhouse

Entspannte Schultern

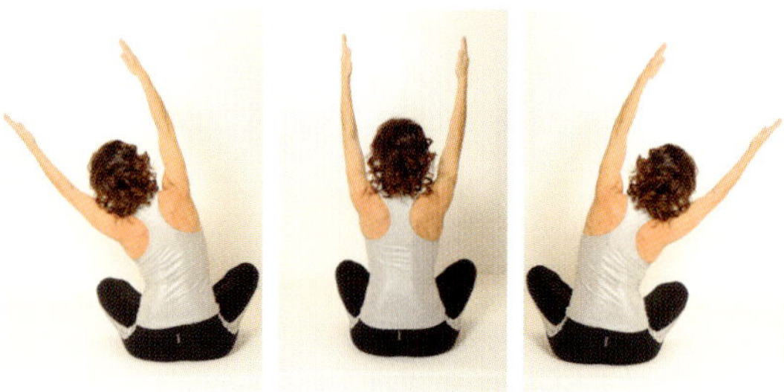

Tipp: *Stellen Sie sich vor, Sie lehnen an einer sonnenwarmen Wand. Schulterblätter und Beckenknochen haben gleichen Wandkontakt, egal ob Sie aufgerichtet sitzen oder zur Seite gebeugt sind.*

Side Reaches

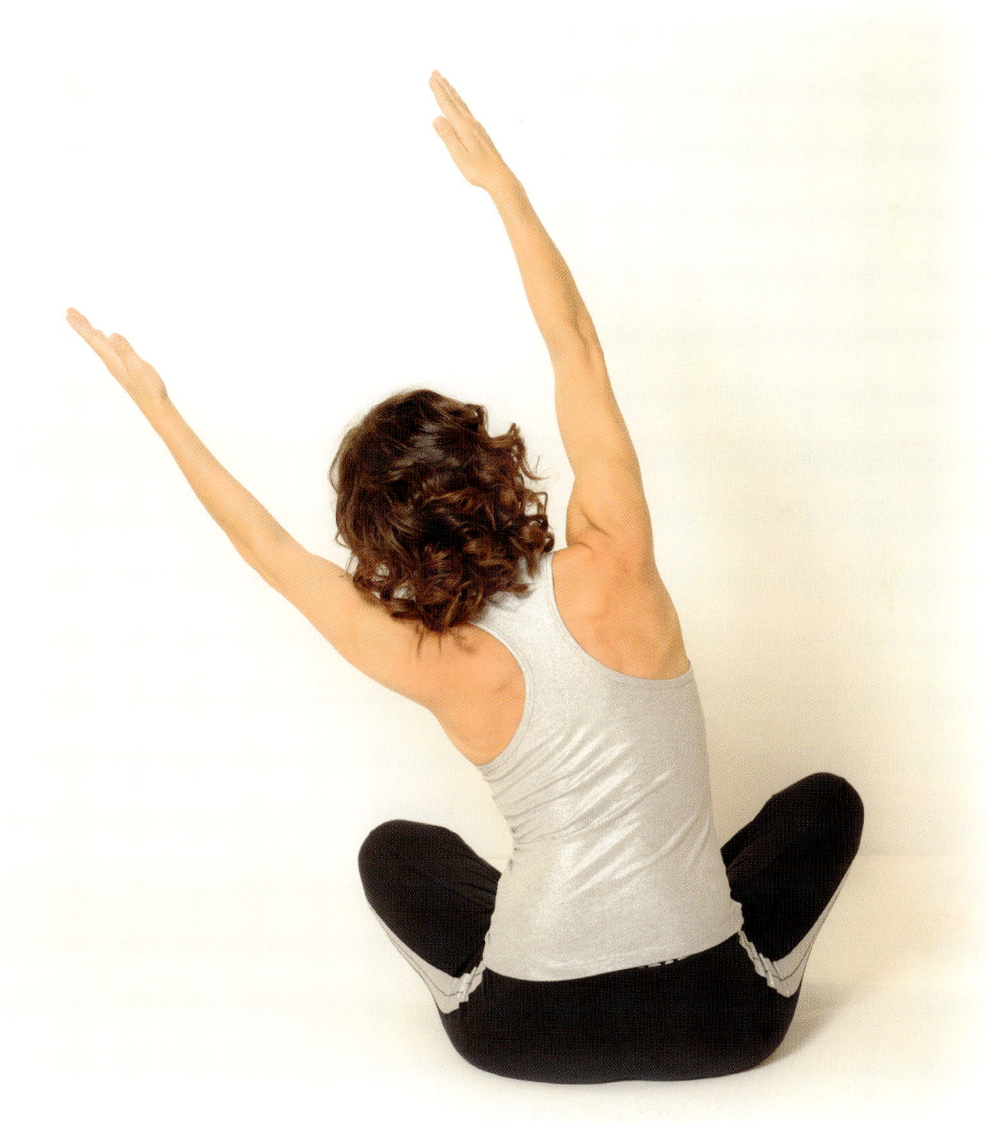

Wunderbar für Vielsitzer, löst Verspannungen, fördert Beckenbeweglichkeit und Koordinationsfähigkeit, mobilisiert Lendenwirbel und Hüftgelenke.

Vorbereitung

Aufrechtes entspanntes Sitzen auf einem Stuhl oder im Schneidersitz, eventuell auf einem Kissen, Hände auf den Knien.

Atmung

Einatmen: beim Aufrichten des Beckens

Ausatmen: beim Rollen des Beckens nach vorne oder hinten

Übungsbeschreibung

Das Becken auf den Sitzknochen nach hinten rollen. Die Lendenwirbel dehnen sich auseinander: Der Rücken beugt sich. Das Gewicht des Oberkörpers kommt hinter die Sitzknochen. Das Becken wieder aufrichten.

Becken nach vorne rollen. Die Lendenwirbel strecken sich nach vorne, die untere Rückenmuskulatur wird stark aktiviert: Der Rücken streckt sich. Das Gewicht kommt vor die Sitzknochen.

8 x je Streckung/Beugung

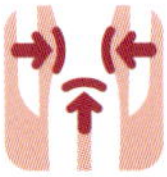
Powerhouse

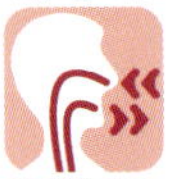
Ruhige Atmung

Lockere Kiefergelenke

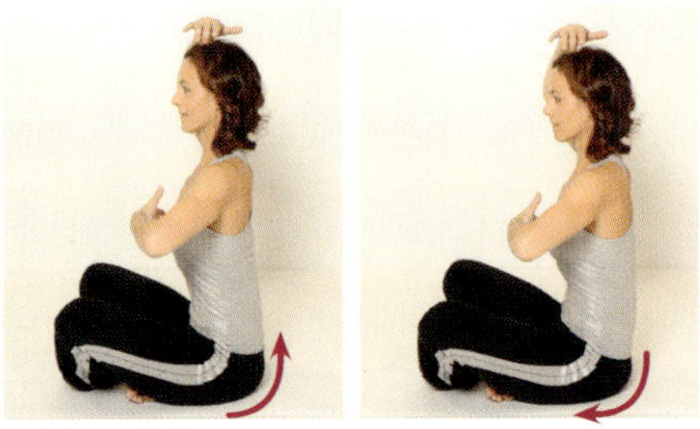

Tipp: *Die Bewegung sollte nur im Becken und im unteren Rücken stattfinden. Den Brustkorb möglichst ruhig über dem Becken halten.*

Rocking Pelvis

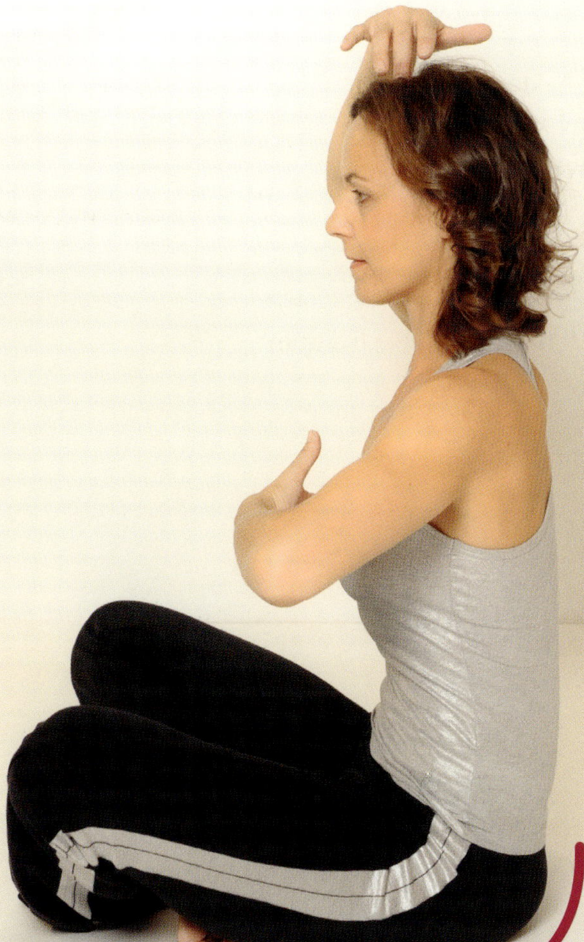

Verbessert die Drehelastizität, sehr empfehlenswert für Wanderer, Nordic-Walker, Kraulschwimmer, Skifahrer, Golf- und Tennisspieler sowie Menschen, die gerne tanzen.

Vorbereitung

Aufgerichtetes entspanntes Sitzen auf einem Stuhl oder im Schneidersitz, eventuell auf einem Kissen. Beide Sitzknochen gut spüren.

Atmung

Einatmen: beim Aufrichten des Beckens

Ausatmen: beim Rollen des Beckens nach vorne oder hinten

Übungsbeschreibung

Oberkörper dreht sich nach rechts: Rechte Hand hinter dem Becken mit Fingerkuppen auf Matte aufstützen, linke Hand am rechten Knie. Kopf mit Kinn und Brustbein auf einer lotrechten Achse halten. Das Becken auf den Sitzknochen nach hinten rollen, Lendenwirbelsäule dehnen. Den Brustkorb möglichst ruhig in der Drehungsstellung über dem Becken halten. Das Becken wieder aufrichten.

Das Becken beim Rollen auf den Sitzknochen nach vorne kippen und die Lendenwirbelkurve vertiefen. Rotation des Oberkörpers behalten, Becken wieder zurückrollen.

Rechte Seite achtmal wiederholen, danach die andere Seite.

8 x je Seite

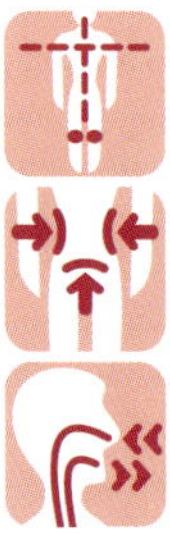

Körperausrichtung

Powerhouse

Ruhige Atmung

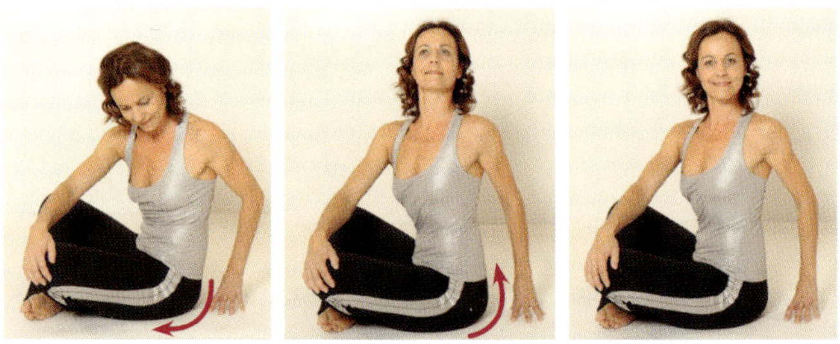

Tipp: *Die Arme können die Bewegung unterstützen. Je kleiner und langsamer die Bewegung ausgeführt wird, desto genauer und effizienter ist sie.*

Rotated Rocking Pelvis

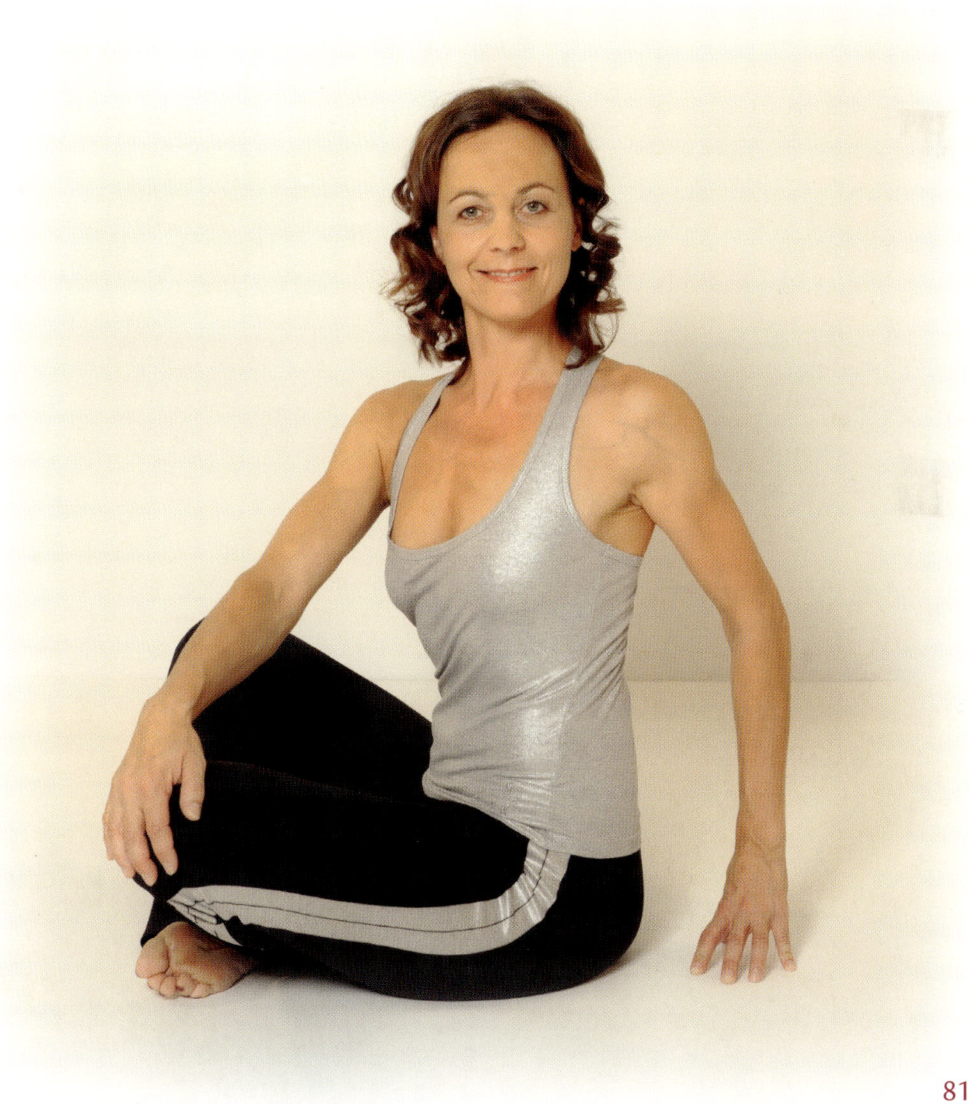

Gute Ton-Schwingungen befreien Ihre Brustwirbelsäule, fördern die Muskeldurchblutung und bringen verlorene Größe und Elastizität zurück.

Vorbereitung

Aufgerichtetes, entspanntes Sitzen auf einem Stuhl oder im Schneidersitz, eventuell auf einem Kissen. Beide Sitzknochen gut spüren. Hände auf den Knien.

Atmung

Einatmen: beim Zurückkommen in die Aufrichtung

Ausatmen: beim Beugen oder Strecken

Übungsbeschreibung

Die Handballen drücken knapp oberhalb der Kniescheiben gegen die Oberschenkel. Das Becken auf den Sitzknochen nach hinten rollen. Die Wirbelsäule in eine C-Kurve bringen. Dabei ein leises »Schhhhhhh« ausstoßen. Wieder aufrichten.

Hände fassen unterhalb der Kniegelenke auf das Schienbein, Ellenbogen nach außen und hinten ziehen, dabei Schulterblätter zusammenschieben und das Brustbein leicht nach vorne und oben heben. Dabei ein leises »Rhrhrrhrrhr« ausstoßen. Aus der Streckung zurückkommen.

8 x je Beugung/Streckung

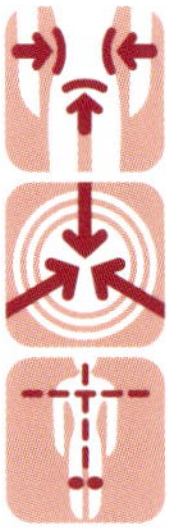

Powerhouse

Konzentration

Körperausrichtung

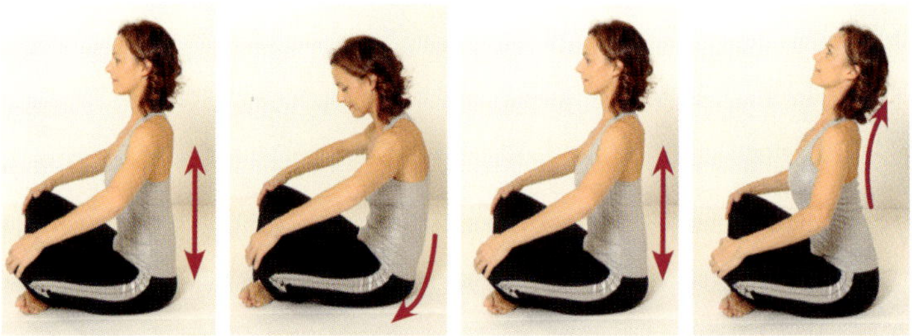

Tipp: *Kleine und feine Bewegung. Die Beugung fördert die Beweglichkeit der Lendenwirbelsäule, die Streckung die Beweglichkeit der Brustwirbelsäule.*

Arch and Curls mit Vibration

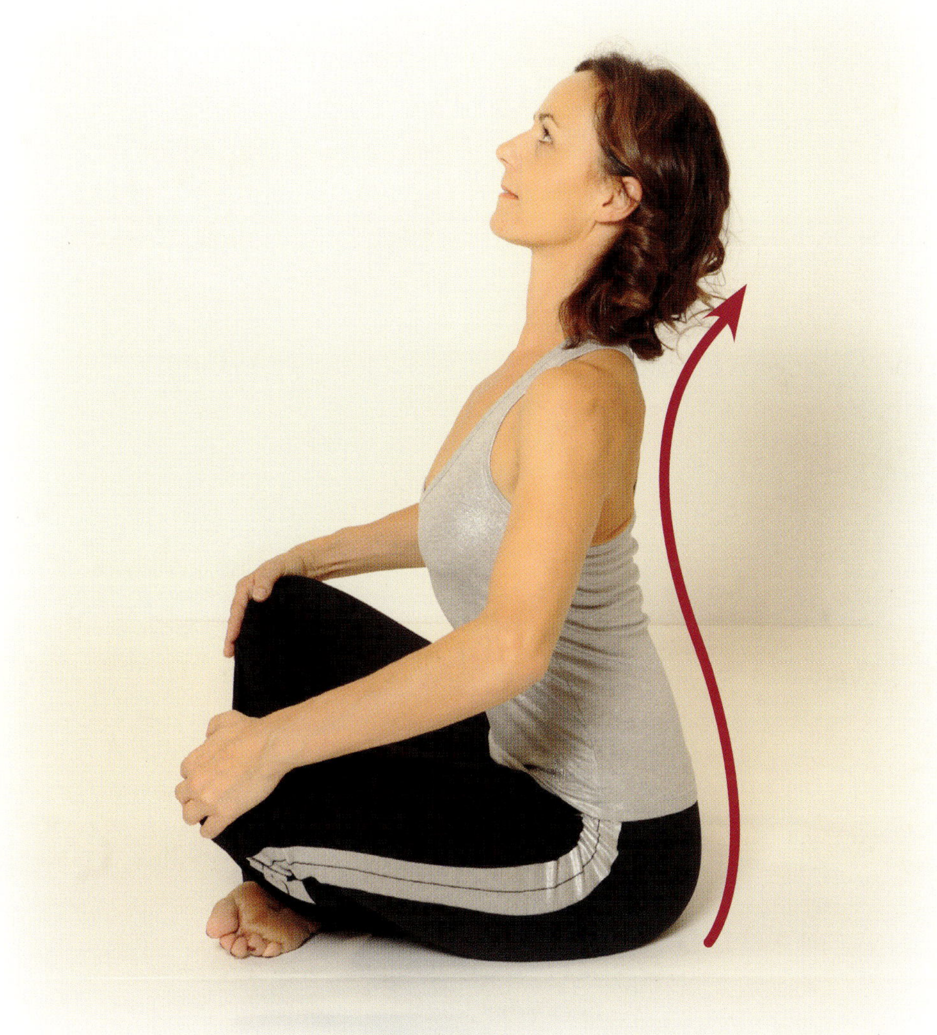

Regelmäßige Dehnung der Brust-, Rücken und Beckenmuskeln verbessert die Beweglichkeit, die Haltung sowie die Atmung und schützt den Rücken, fördert die Beweglichkeit der Nerven sowie der Lenden- und Brustwirbelsäule.

Vorbereitung

Aufgerichtetes entspanntes Sitzen auf einem Stuhl oder im Schneidersitz, eventuell auf einem Kissen. Beide Sitzknochen gut spüren.

Atmung

Ausatmen: beim Beugen oder Strecken der Wirbelsäule

Einatmen: beim Aufrichten der Wirbelsäule

Übungsbeschreibung

Oberkörper dreht sich nach links: Linke Hand hinter dem Becken mit den Fingerkuppen auf der Matte aufstützen, rechte Hand am linken Knie. Das Becken auf den Sitzknochen nach hinten rollen und die Wirbelsäule in eine C-Kurve bringen, dabei mit dem rechten Handballen unterstützend leicht gegen den Oberschenkel drücken. Beide Ellenbogen beugen sich. Drehung im Oberkörper halten! Aufrichten.

Rechte Hand zieht an der Knieaußenseite, beide Ellenbogen strecken sich leicht, schieben die Schulterblätter zusammen und heben das Brustbein nach vorne und oben. Zurückkommen.

8 x je Seite

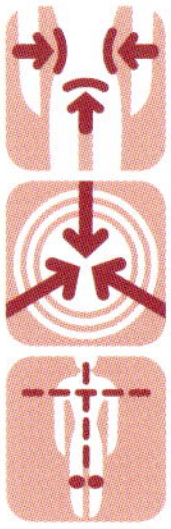

Powerhouse

Konzentration

Körperausrichtung

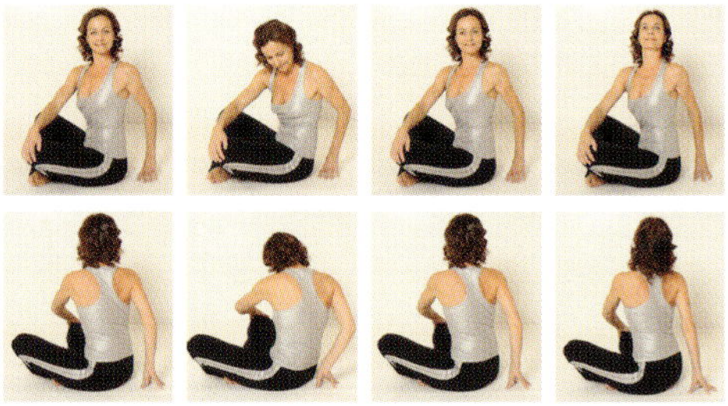

Tipp: *Während der Bewegung bleibt der Oberkörper aus der Taille gedreht. Das Gewicht gleichmäßig auf beide Sitzknochen verteilen. Der Kopf wird mit dem Kinn oberhalb des Brustbeins gehalten und nicht weiter gedreht. Die Knieaußenseiten drücken konstant nach außen.*

Rotated Arch and Curls

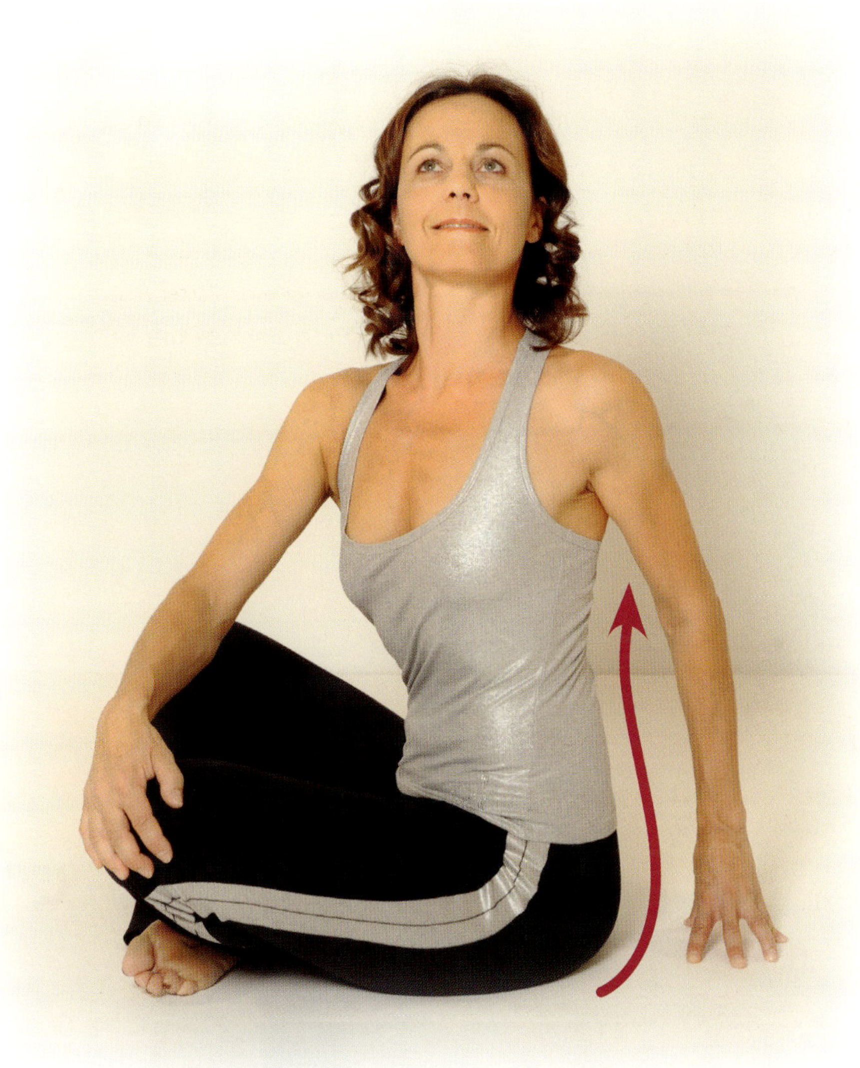

Fördert die Verdauung, den Kreislauf und die Auffassungsgabe, entspannt den Nacken, wirkt positiv auf Nieren, Dickdarm, Blase und Geschlechtsorgane, mobilisiert Lendenwirbelsäule und Hüftgelenke, kräftigt die Hüftbeuger.

Vorbereitung

Aufrechtes Sitzen, Füße auf den Boden stellen, Beine können zusammen oder hüftgelenksbreit aufgestellt sein. Hände an die Knie, Ellenbogen locker nach außen halten.
Bei Bedarf ein ganz flaches Kissen direkt hinter das Becken legen.

Atmung

Einatmen: beim Aufrichten der Wirbelsäule bzw. beim Halten der Position
Ausatmen: beim Abrollen von Becken und Wirbelsäule bzw. beim Hochziehen des Oberkörpers

Übungsbeschreibung

Das Becken auf den Sitzknochen nach hinten rollen. Das Kreuzbein sollte möglichst vollständig das Kissen berühren und flach drücken. Der Oberkörper rundet sich leicht und die Ellenbogen strecken sich locker. Position halten.
Mithilfe der Arme den in sich gerundeten Oberkörper hochziehen. Oberkörper aufrichten.
Die Bewegung der Lendenwirbelsäule nicht über die Brustwirbelsäule ausgleichen. Der Fokus liegt auf der Bewegung des Beckens MIT den Lendenwirbeln, um dort zu mobilisieren.
Die Atmung kann variiert werden.

2–4 x wiederholen

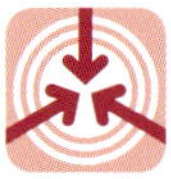
Konzentration

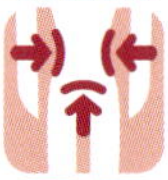
Powerhouse

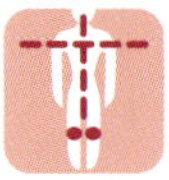
Körperausrichtung

Tipp: *Ein leichter gleichmäßiger Druck der Handballen auf die Oberschenkel erleichtert, dass die Schulterblätter locker bleiben.*

Mini-Roll-Downs

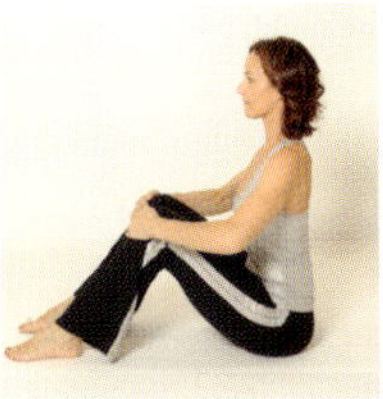

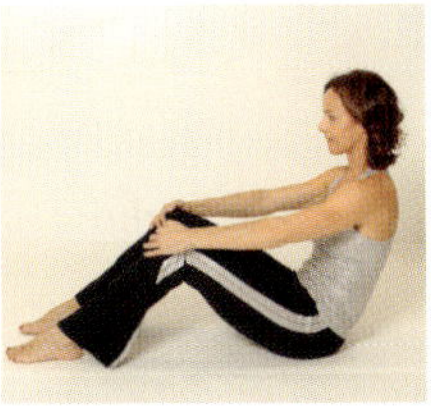

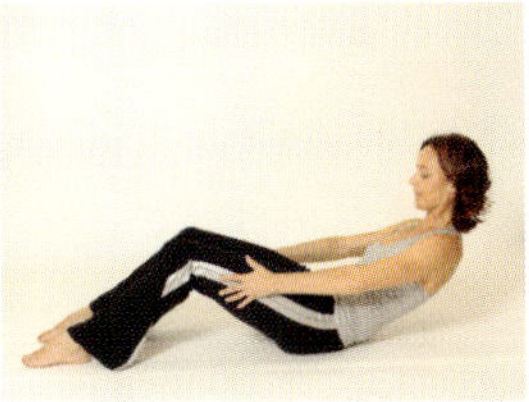

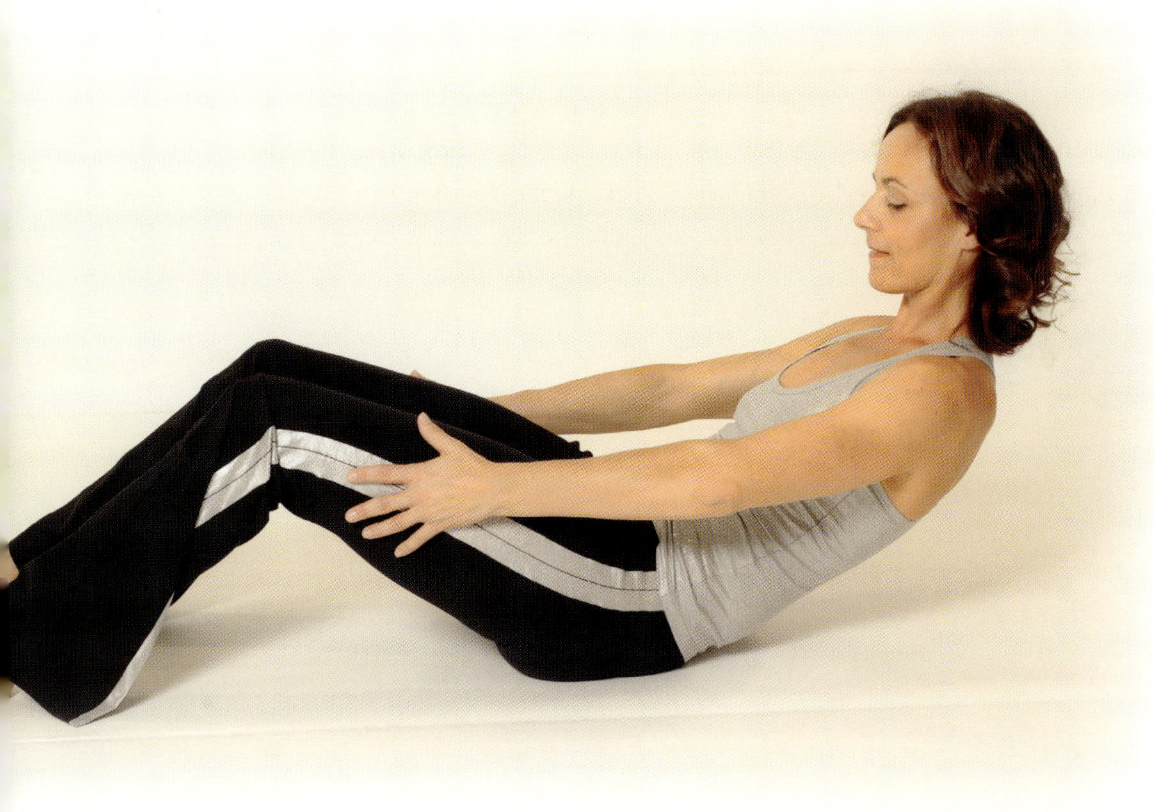

Schlanke Taille durch Training der quer liegenden Bauchmuskulatur und des Powerhouse. Kurbelt Kreislauf, Verdauung und Stoffwechsel an, fördert die Beweglichkeit der Wirbelsäule und trainiert die Hüftbeuger.

Vorbereitung

Aufrechtes Sitzen, die Beine hüftgelenksbreit aufstellen, Fußsohlen auf dem Boden. Füße so weit nach vorne schieben, solange Ihre Zehen noch entspannt den Boden berühren. Hände an den Unterschenkeln unterhalb der Kniescheiben. Daumen neben den Zeigefingern.

Atmung

Einatmen: beim Aufrichten der Wirbelsäule bzw. beim Halten der Position

Ausatmen: beim Abrollen von Becken und Wirbelsäule bzw. beim Hochziehen des Oberkörpers

Übungsbeschreibung

Becken nach hinten kippen, zuerst das Kreuzbein, dann alle Lendenwirbel bis zur untersten Rippe (Brustwirbel) abrollen. Ellenbogen strecken sich. Die Hände an den Oberschenkeln hinuntergleiten lassen, der Oberkörper wird stärker eingerollt.

Position und Aktivierung halten, danach eingerollten Oberkörper – in sich stabil haltend – mithilfe der Arme hochziehen. Wenn die Nase oberhalb des Schambeines ist, Wirbelsäule aufrichten. Hände liegen wieder an den Unterschenkeln.

2–4 x wiederholen

Ruhige Atmung

Konzentration

Powerhouse

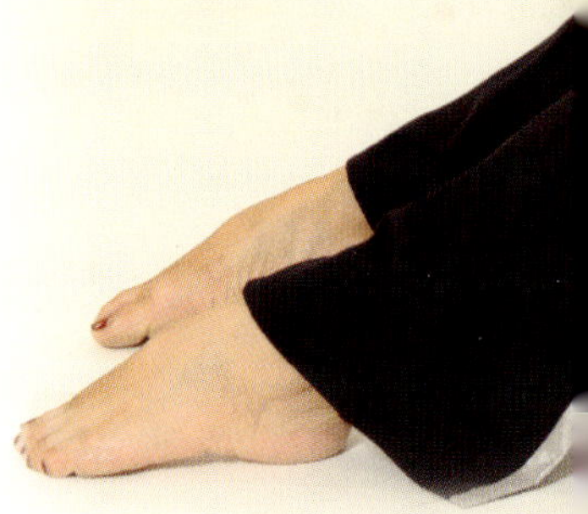

Tipp: *Solange der Atem immer locker geführt werden kann, ist das Niveau richtig. Wenn Sie merken, dass Sie den Atem anhalten, ist diese Stufe zu anstrengend. Perfektionieren Sie bitte den Schritt davor!*

Midi-Roll-Downs

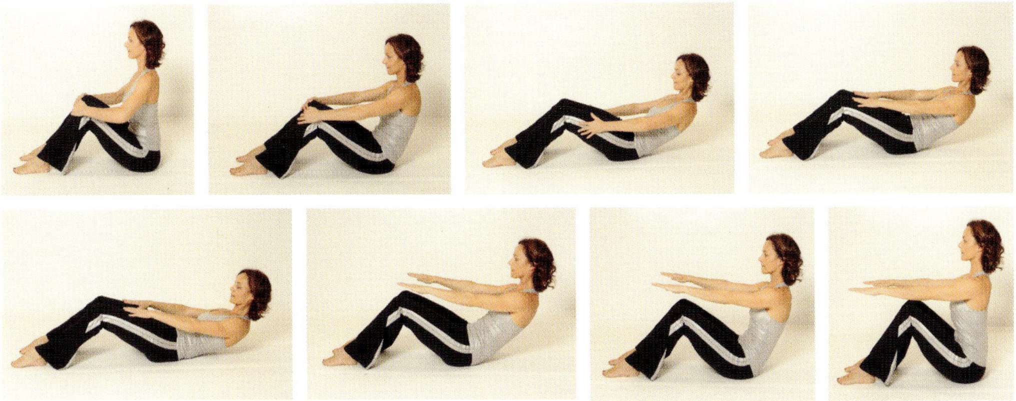

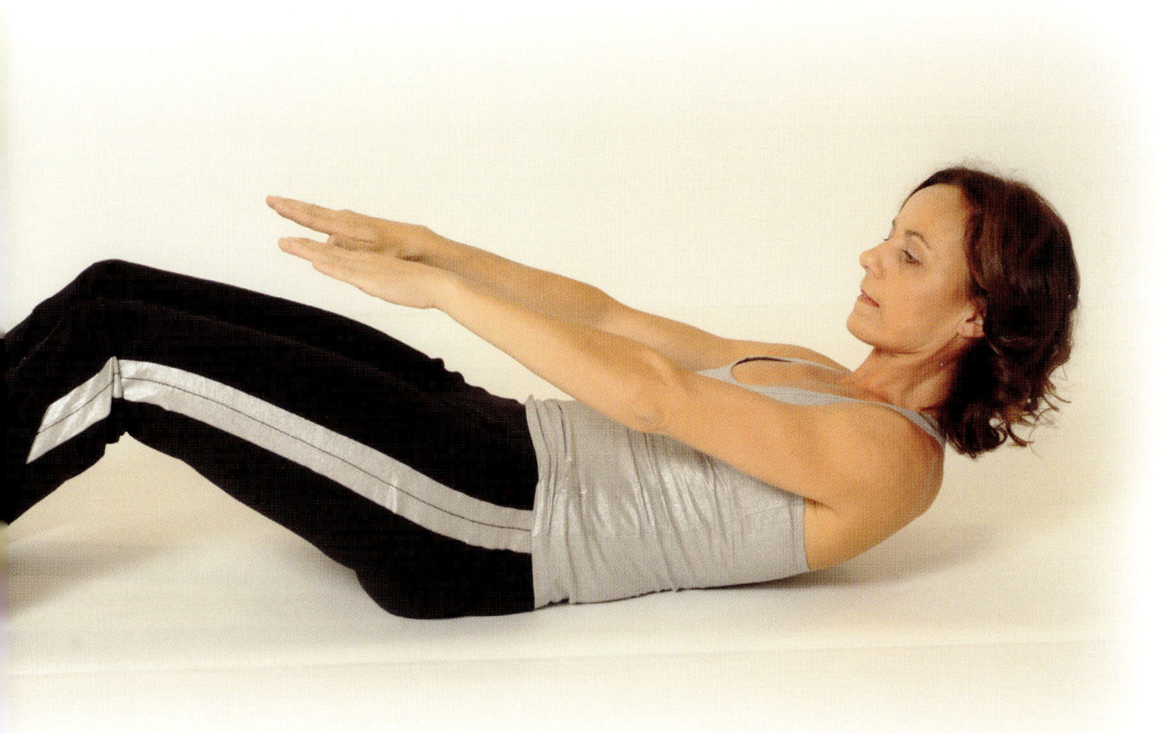

Vitalisiert und wärmt, verbessert die Atemkapazität durch Massage des Zwerchfells, trainiert das Powerhouse sowie die tiefer liegenden Muskelgruppen an der Wirbelsäule und mobilisiert Wirbelsäule und Hüftgelenke.

Vorbereitung

Aufrechtes Sitzen am Boden, dabei die Beine hüftgelenksbreit aufstellen, Fußsohlen am Boden. Füße so weit nach vorne schieben, dass Ihre Zehen noch entspannt den Boden berühren.

Atmung

Einatmen: beim Aufrichten der Wirbelsäule bzw. beim Arme-über-den-Kopf-Führen im Liegen

Ausatmen: beim Abrollen oder Hochrollen der Wirbelsäule

Übungsbeschreibung

Arme in Schulterhöhe und Schulterbreite parallel nach vorne strecken. Das Becken nach hinten rollen, zuerst das Kreuzbein, dann einzeln die Lenden-, Brust- und Halswirbel abrollen, den Kopf ablegen, dabei das Becken neutral rollen. Gleichzeitig die Arme über den Kopf nach hinten Richtung Boden absenken.

Die Arme oberhalb des Bodens seitlich auf Schulterhöhe bringen. Kopf heben, die Halswirbel, danach die Brust- und Lendenwirbel einrollen, während die Arme weiter nach unten neben das Becken geführt werden. Jetzt das Becken rollen, die Finger wandern – wie kleine Bergsteiger – seitlich die Oberschenkel hinauf und helfen dadurch, den Oberkörper hinaufzurollen.

Aufrichten in die Ausgangsposition.

2–4 x wiederholen

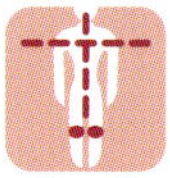
Körperausrichtung

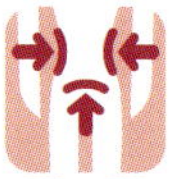
Powerhouse

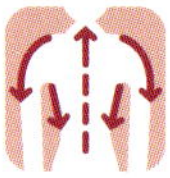
Entspannte Schultern

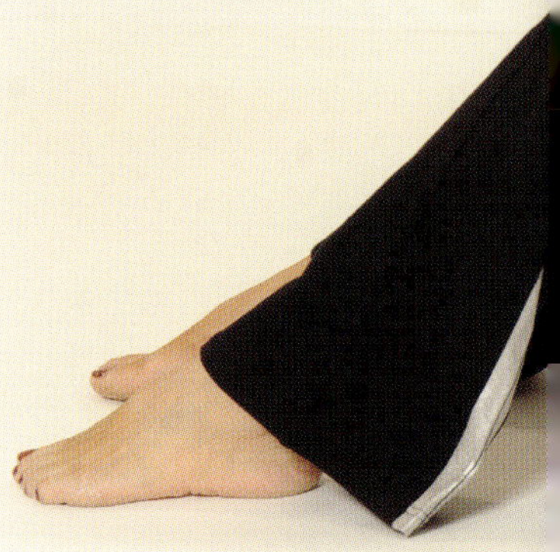

Tipp: *Vollständiges Ausatmen während der Bewegung unterstützt nicht nur die Muskelkraft, sondern auch die Mobilisation der einzelnen Wirbel.*

Roll-Downs ins Liegen

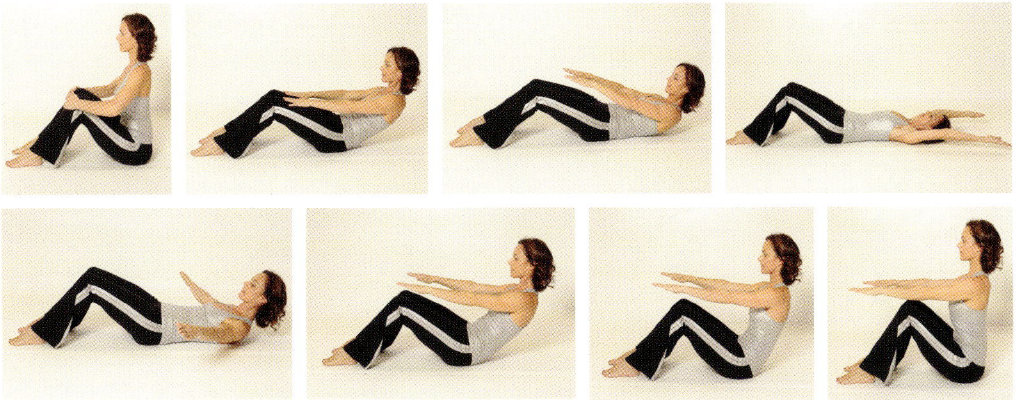

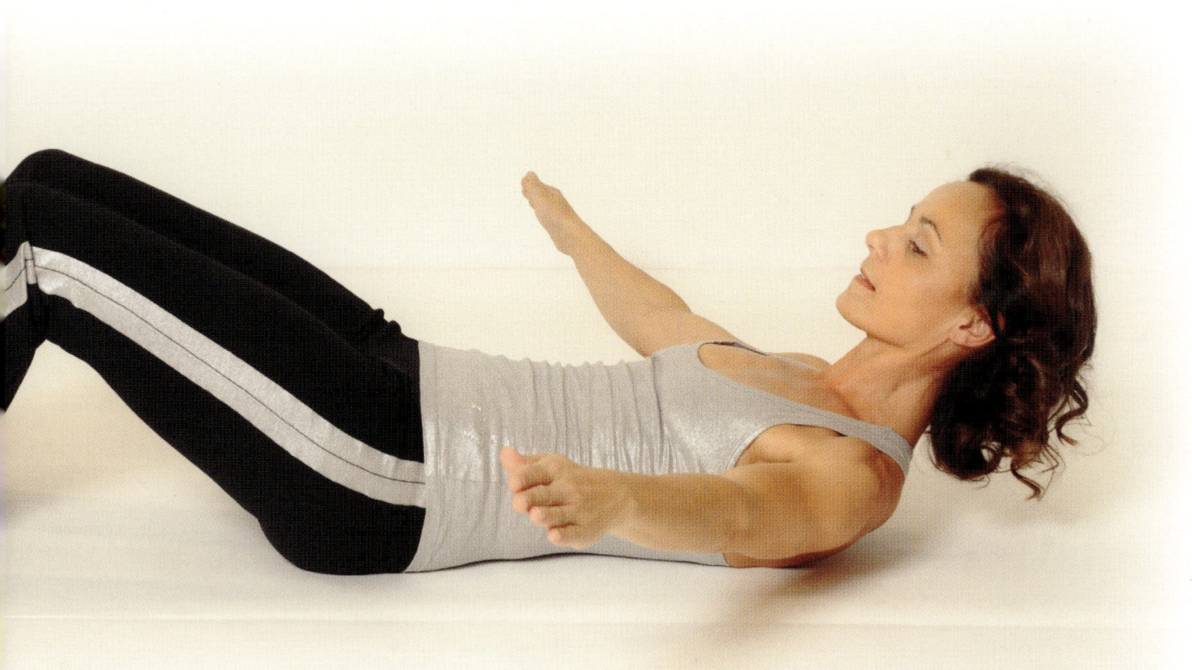

Erster Schritt zur Wiedererlangung einer guten Haltung; trainiert das Körperzentrum, fördert das Wohlbefinden des Rückens, kräftigt die Muskulatur im Oberbauch und formt eine schlanke Taille.

Vorbereitung

In Alphaposition auf dem Boden liegen. Beide Hände hinter dem Kopf, Ellenbogen im Augenwinkel halten.

Atmung

Einatmen: beim Zurückrollen
Ausatmen: beim Hochrollen

Übungsbeschreibung

Kopf in nickender Weise heben, Halswirbel und nachfolgenden Brustwirbel hochrollen, bis beide Schulterblattspitzen gerade noch spürbar sind. Zurückrollen, jedoch nicht entspannen.

6–8 x wiederholen

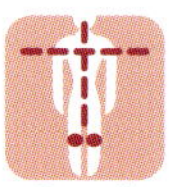
Körperausrichtung

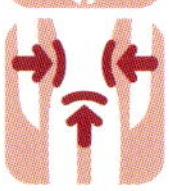
Powerhouse

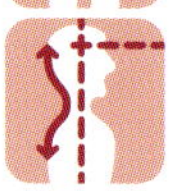
Entspannter Nacken

Tipp: *Bei entsprechender Kraft können die Beine gebeugt abgehoben, auf 45° ausgestreckt oder gestreckt tiefer abgesenkt werden.*

Curl-Ups

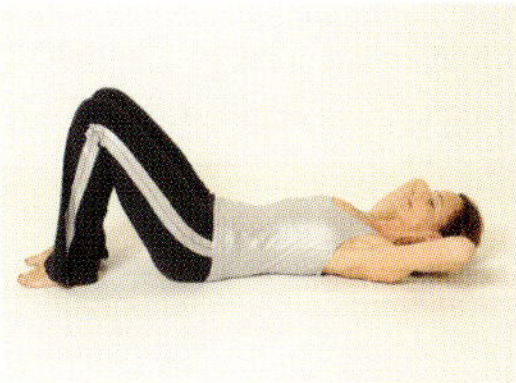

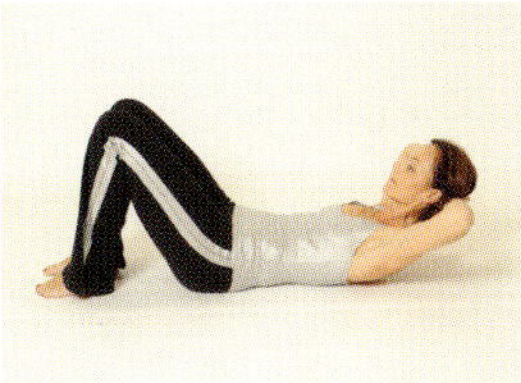

Variante

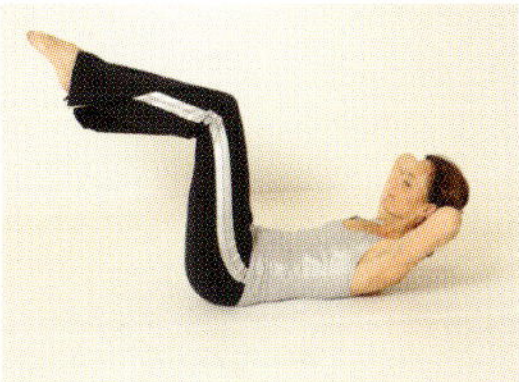

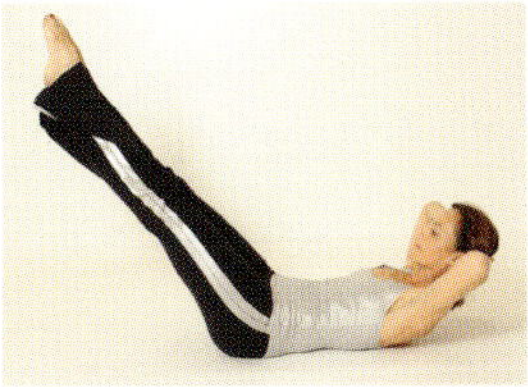

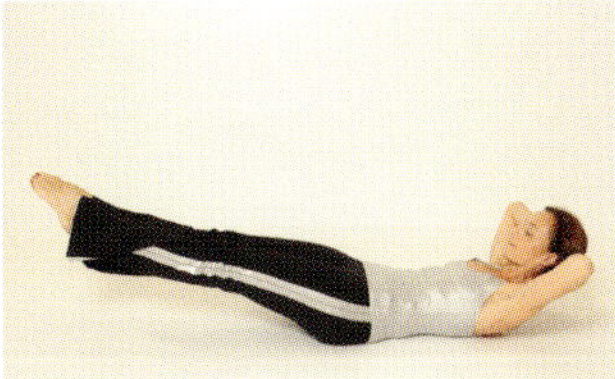

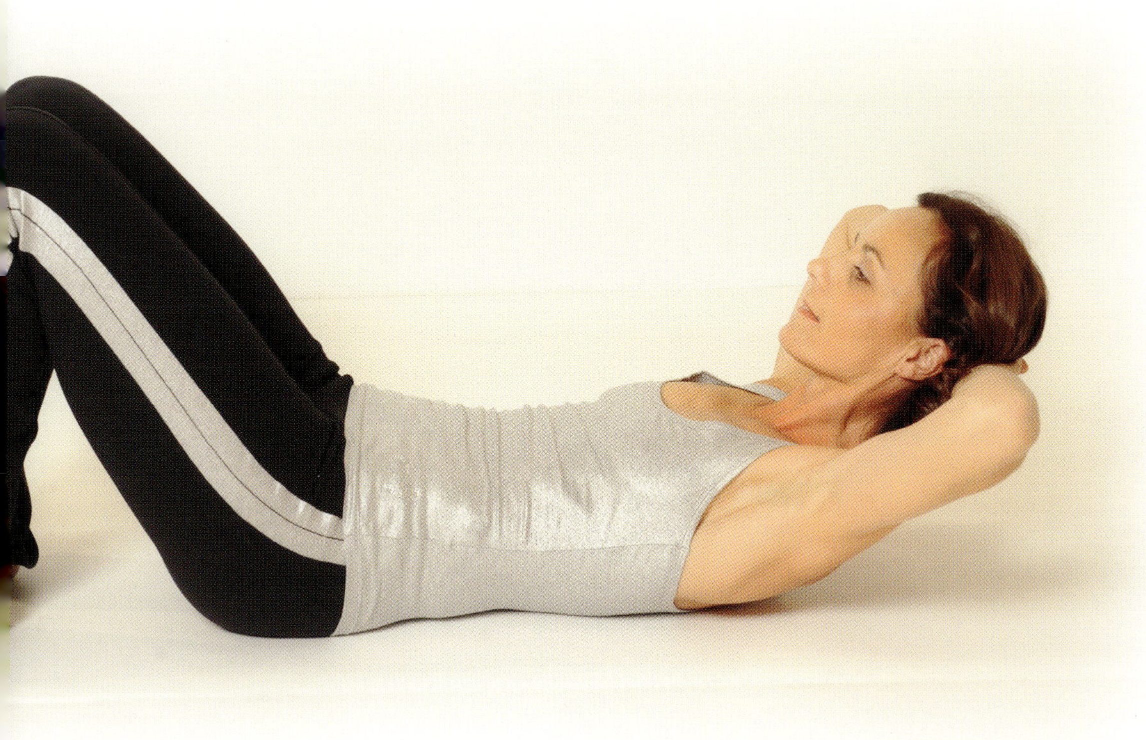

Erhöht den Schwung beim Gehen, Wandern und Laufen durch die Verbesserung der Drehfähigkeit in der Taille, lässt Hüftpolster durch die Aktivierung der diagonalen Bauchmuskeln verschwinden.

Vorbereitung

In Alphaposition auf dem Boden liegen. Beide Hände hinter dem Kopf, Ellenbogen im Augenwinkel halten.

Atmung

Einatmen: beim Zurückrollen

Ausatmen: beim Hochrollen

Übungsbeschreibung

Kopf in nickender Weise heben, Halswirbel und die folgenden Brustwirbel hochrollen. Bis die Schulterblattspitzen gerade noch spürbar sind. Gleichzeitig dreht sich die rechte Schulter zum linken Knie hinauf und hinüber, das rechte Schulterblatt wird weiter abgehoben. Der linke Ellenbogen zieht nach schräg links hinten und oben! Zurückdrehen und abrollen, jedoch nicht entspannen.

6–8 x je Seite

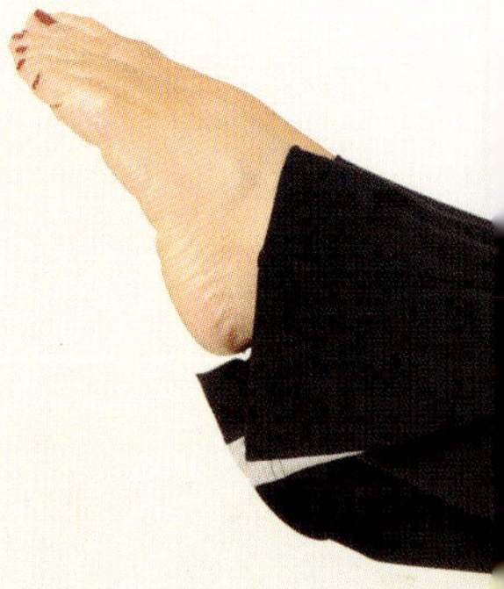

Körperausrichtung

Powerhouse

Entspannte Schultern

Tipp: *Stellen Sie sich vor, ein kleines Helferlein zieht an beiden Ellenbogenspitzen leicht nach außen und hilft Ihnen in die Drehung hinein. Der Abstand zwischen den Ellenbogen bleibt so leichter gleich!*

Oblique Curl-Ups

Variante

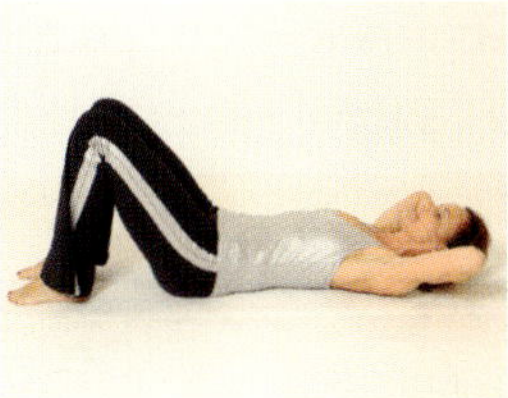
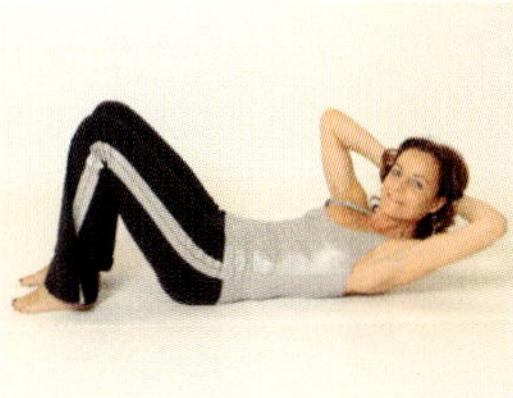
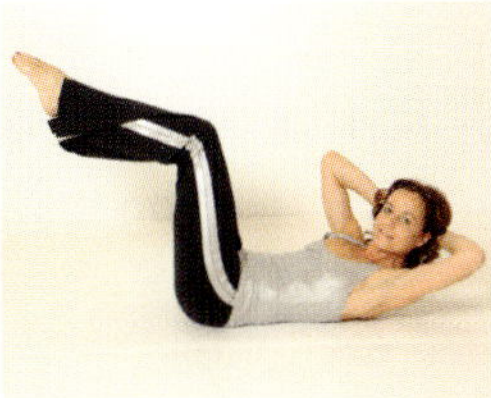
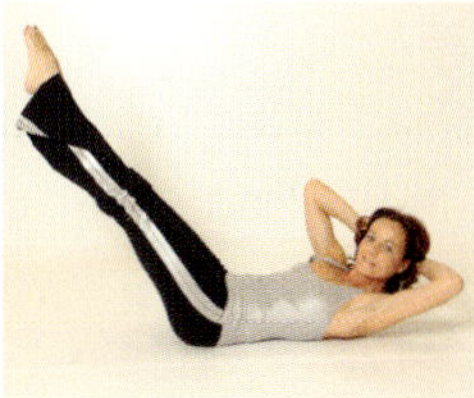

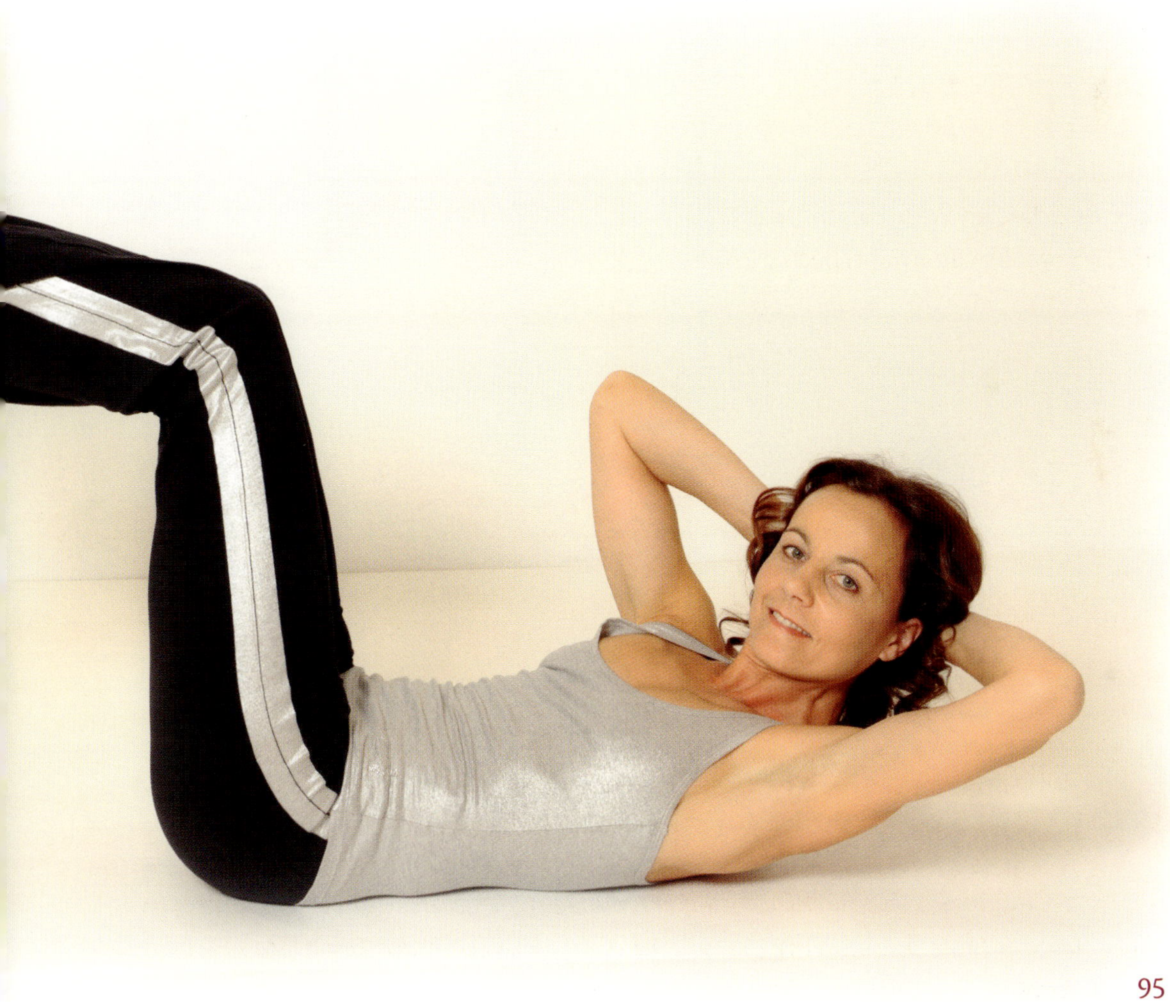

Verbessert Sitzhaltung und Größe durch Aktivierung der Powerhouse-Muskeln sowie Dehnung von Muskulatur und Nerven, vor allem in der Lendenwirbelsäule.

Vorbereitung

Langsitz, Arme parallel zum Boden auf Schulterhöhe nach vorne strecken, Handinnenflächen nach unten, Finger lang, Beine parallel und hüftgelenksbreit positionieren, Füße flexen.

Atmung

Einatmen: beim Aufrichten der Wirbelsäule, beim Halten der Position

Ausatmen: beim Abrollen nach vorne und beim Zurückrollen

Übungsbeschreibung

Den Kopf leicht nach vorne neigen, Hals-, Brust- und Lendenwirbel folgen der Bewegung, der Rücken formt einen Bogen. Das Becken bleibt stabil. Die Arme ziehen nach vorne.

4–6 x wiederholen

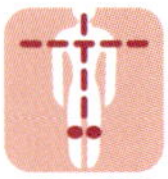

Körperausrichtung

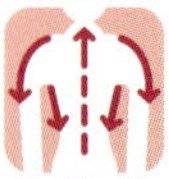

Entspannte Schultern

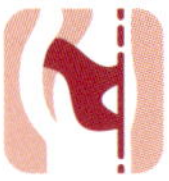

Neutrales Becken

Tipp: *Schulterblätter weit von den Ohren entfernt halten. Arme bleiben parallel zum Boden, sinken nicht ab und kommen auch nicht zusammen. Das Becken kippt nicht nach hinten.*

Spine Stretch Foreward

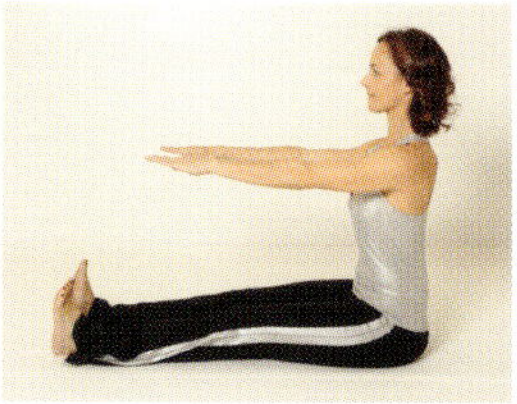
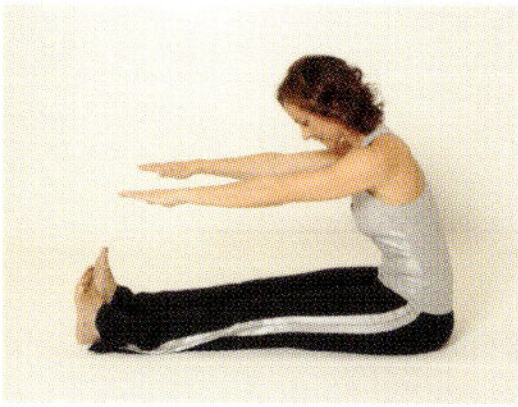
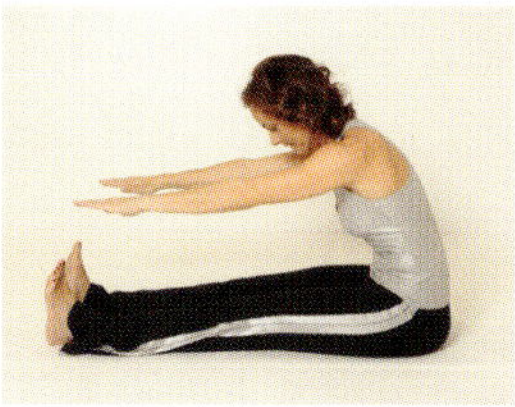

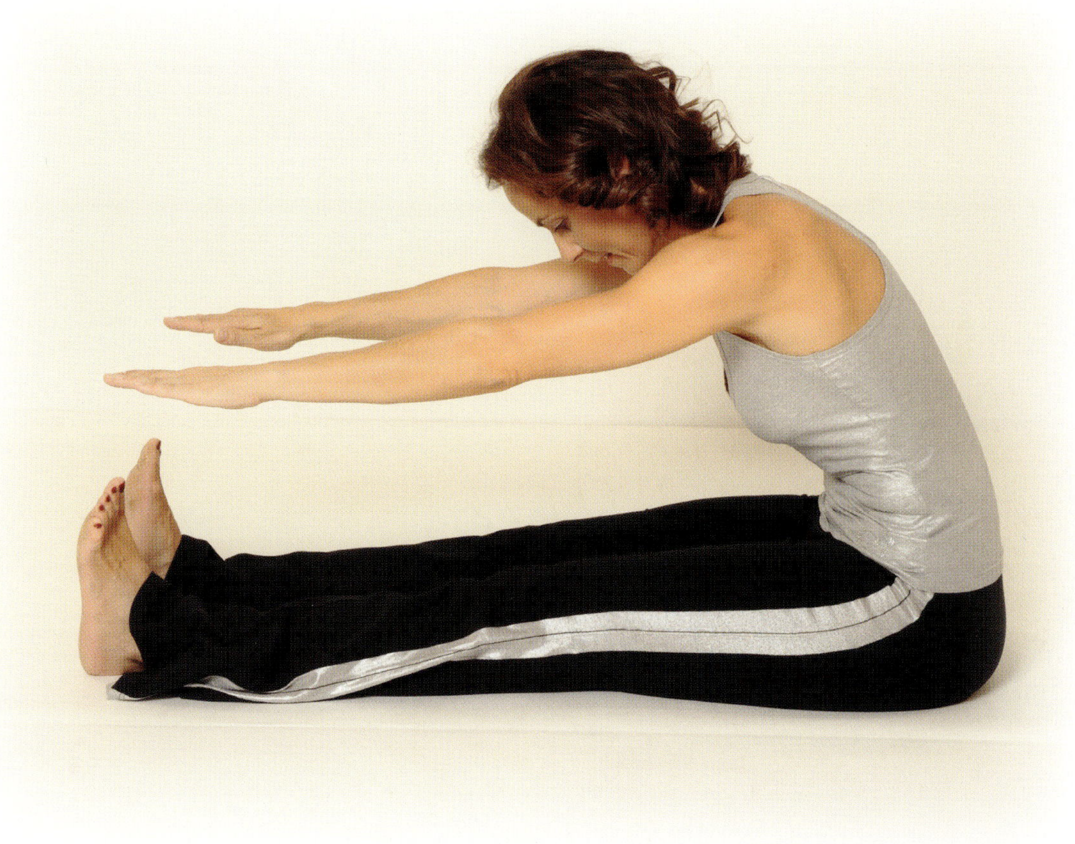

Befreit den Nacken und lockert die Schultern durch Aktivierung der Rückenstrecker und Schulterstabilisatoren. Formt durch intensive Beanspruchung der Powerhouse-Muskulatur einen flachen Bauch.

Vorbereitung

Bauchlage, beide Hände übereinander und Stirn darauf legen. Die Ellenbogen werden nicht extra gehoben. Beine parallel zueinander, Fußinnenkanten aneinander und gestreckt.

Atmung

Einatmen: beim Halten der Position der Aktivierung
Ausatmen: bei der Bewegung

Übungsbeschreibung

Schulterblätter leicht zur Taille ziehen, Kopf mit den Händen an der Stirn, Arme und Schultergürtel gleichzeitig vom Boden abheben. Position und Aktivierung einen Atemzug lang halten. Zurück in die Ausgangsposition und Oberkörper mit den Armen ablegen.

4–6 x wiederholen

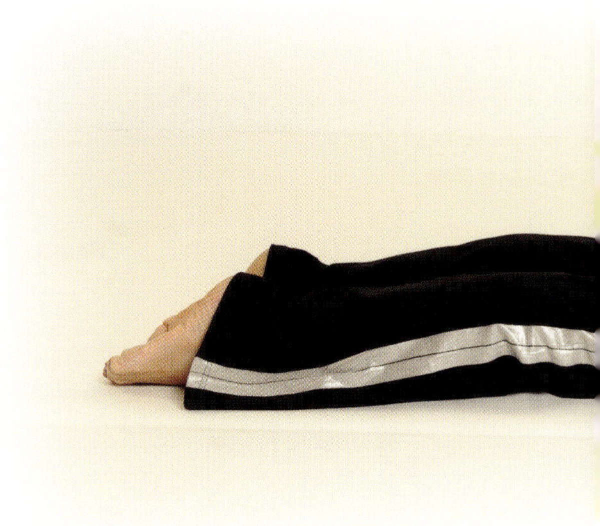

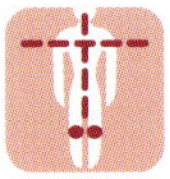 Körperausrichtung

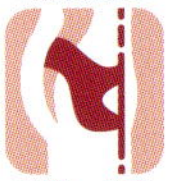 Neutrales Becken

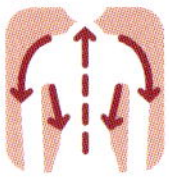 Entspannte Schultern

Tipp: *Beim Abheben des Oberkörpers darf das Becken nicht aus der neutralen Position kippen. Die Beine dienen als Gegengewicht zum Oberkörper und bleiben gestreckt. Rist gegen den Boden drücken.*

Diamond Press

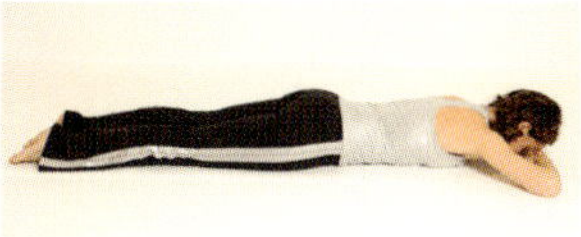

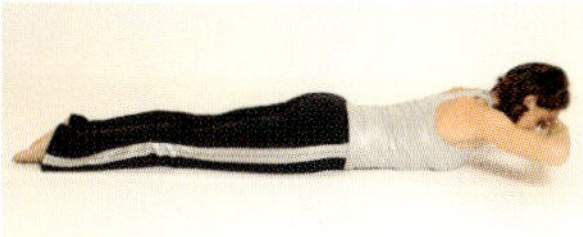

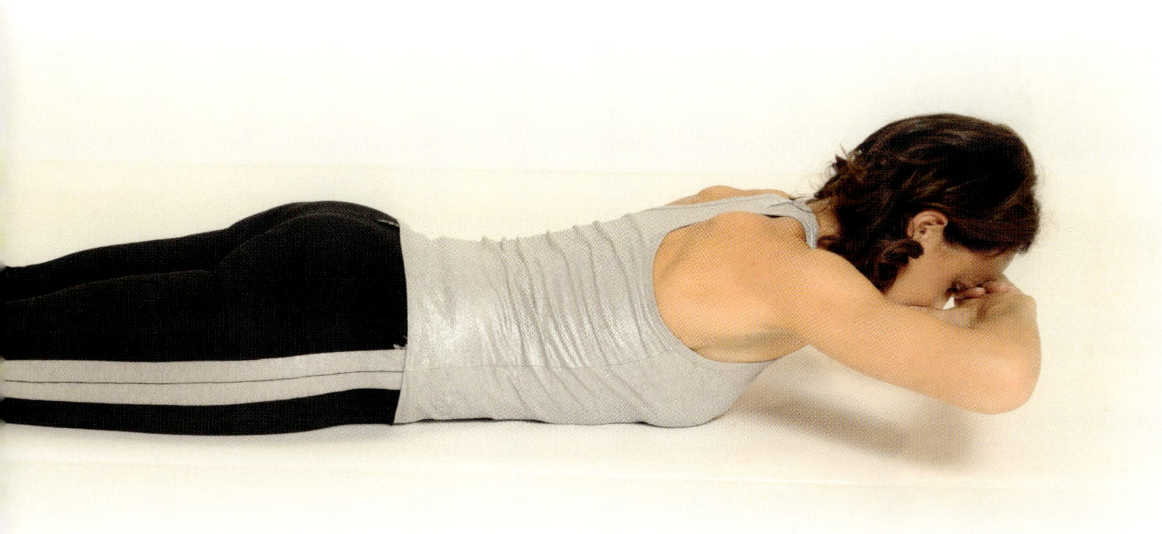

Entspannt das Zentralnervensystem, verbessert Haltung, Stimmresonanz und Atmung, fördert Konzentration und binokulares Sehen durch Aktivierung der Rückenstrecker und Mobilisierung der oberen Brustwirbelsäule.

Vorbereitung

Bauchlage. Hände auf Brusthöhe neben dem Oberkörper. Fingerspitzen zeigen nach vorne, Unterarme am Oberkörper, Ellenbogen zur Decke gerichtet. Beide Beine aneinander in paralleler Position und gestreckt, dadurch heben sich Kniescheiben vom Boden ab. Fußrist leicht gegen Boden drücken.

Atmung

Einatmen: beim Anrollen der Murmel, beim Halten der Position

Ausatmen: beim Strecken der Wirbelsäule nach oben und beim Zurückkommen in die Ausgangsposition und beim Kinn-zur-Brust-Senken.

Übungsbeschreibung

Mit der Nase eine imaginäre Murmel anrollen, Kopf heben, Hals- und Brustwirbel folgen Bewegung nach oben. Dabei die Ellenbogen aktiv zur Taille nach unten ziehen, Oberarme bewegen sich Richtung Boden und bringen die Schulterblätter zusammen. Brustbein hebt und streckt sich nach oben und vorne. Brustwirbelsäule streckt sich. Position einen Atemzug lang halten. Zurück auf den Boden rollen. Zum Schluss das Kinn zum Brustbein ziehen (Nacken dehnen).

2–4 x wiederholen

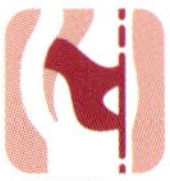 Neutrales Becken

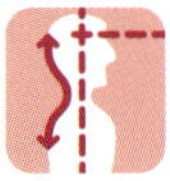 Entspannter Nacken

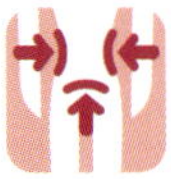 Powerhouse

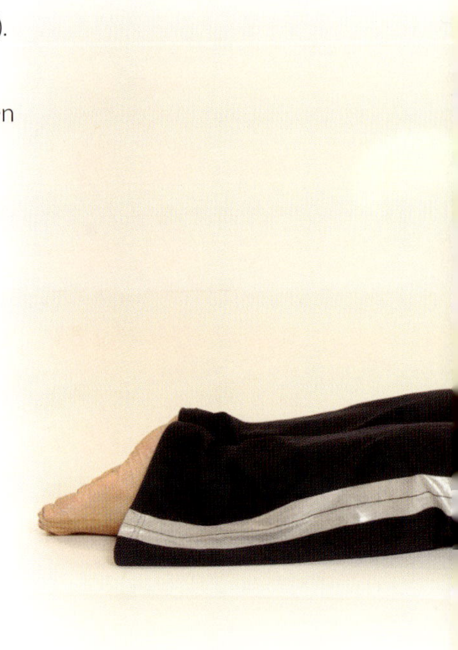

Tipp: *Nur bis zu den ersten fliegenden Rippen abheben. Nicht höher hinauf: Es gilt hier, die Brustwirbelsäule zu bewegen. Die Arme drücken den Oberkörper nicht hinauf!*

Baby Cobra

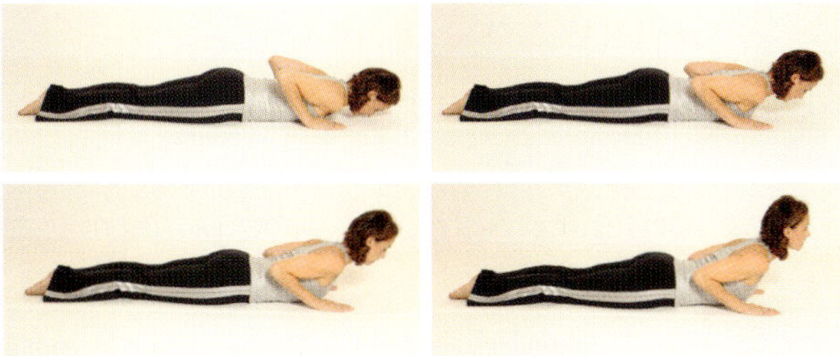

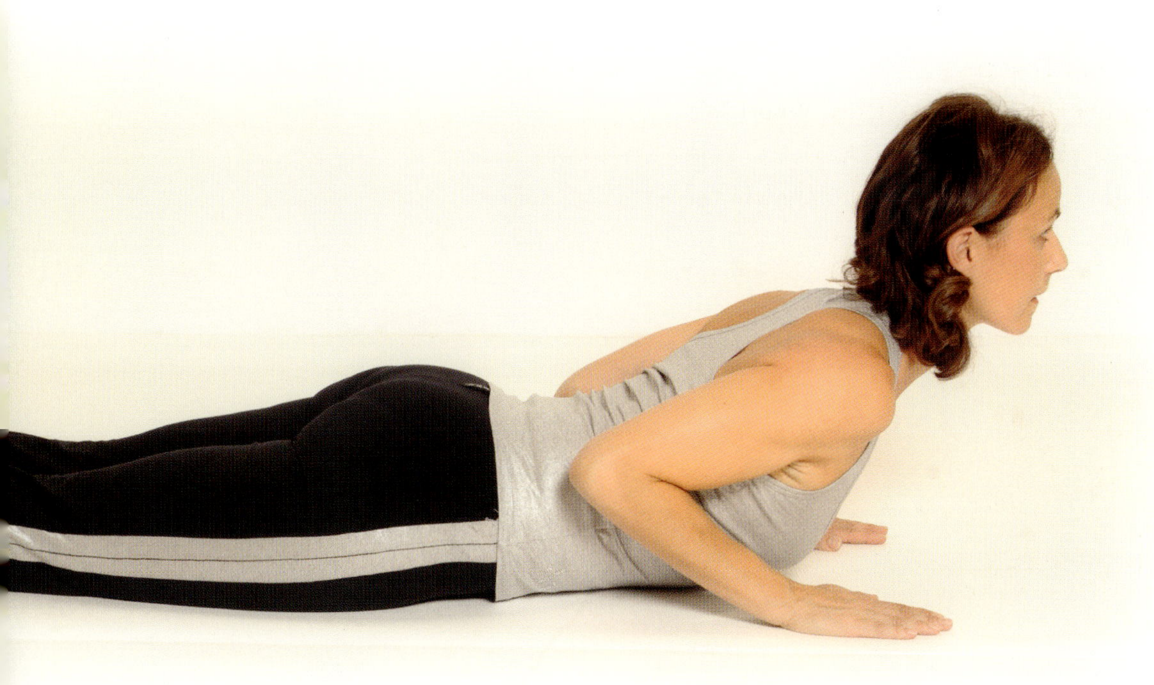

Anti-Aging-Effekt durch Balance-Wirkung auf Schild- und Nebenschilddrüse, fördert guten Teint und Hautgesundheit durch Verbesserung der Durchblutung aller Organe, lindert Menstruationsbeschwerden und Verdauungsprobleme.

Vorbereitung

Bauchlage, Beine aneinander und parallel, Fußinnenkanten wie zwei Magneten aneinander. Daumen auf Nasenhöhe und schulterbreit platzieren, Ellenbogen nach außen gerichtet.

Atmung

Einatmen: unsichtbaren Tennisball mit Nasenspitze nach vorne rollen. Kopf heben, Position und Ausrichtung halten

Ausatmen: in die Streckung hineingehen, zurückkommen

Übungsbeschreibung

Unsichtbaren Tennisball nach vorne rollen, Hals- und Brustwirbel folgen der Bewegung nach oben, Ellenbogen werden dadurch herangezogen und unterhalb der Schultern abgelegt.

Die Unterarme und Hände unterstützen die Streckung nach oben, Position und Aktivierung halten. Abrollen zurück in die Ausgangsposition, dadurch schieben sich die Unterarme locker nach außen.

2–4 x wiederholen

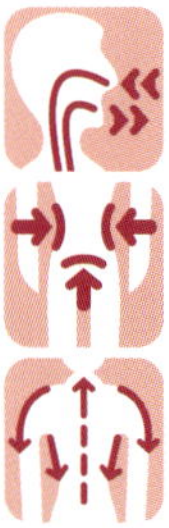

Ruhige Atmung

Powerhouse

Entspannte Schultern

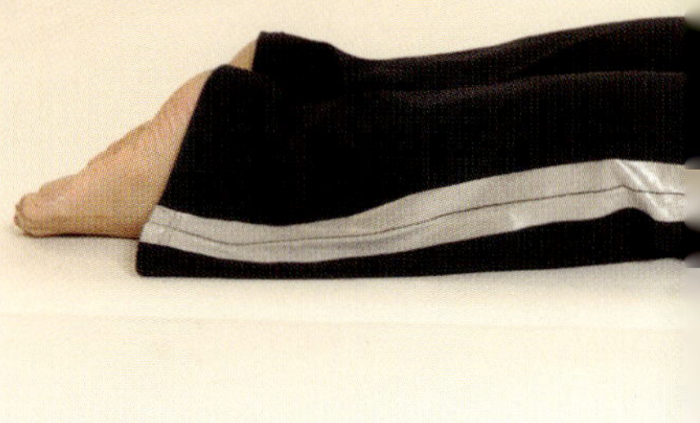

Tipp: *Nicht in ein Hohlkreuz sinken! Die Arme unterstützen den Oberkörper bis zu Ihrer persönlichen Grenze in die Streckung! Mehrere kleine Schritte bringen Sie schneller ans Ziel als ein großer!*

Cobra

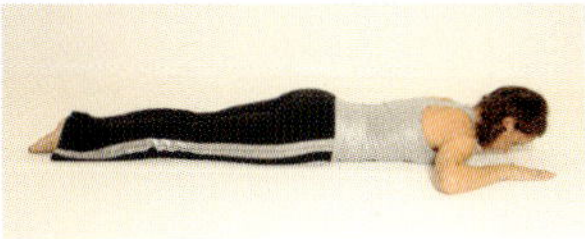

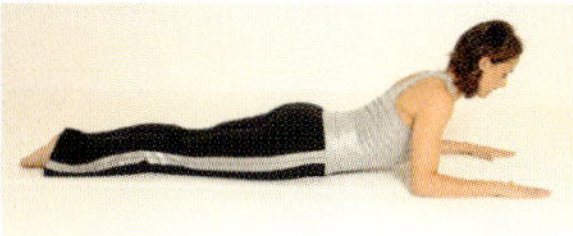

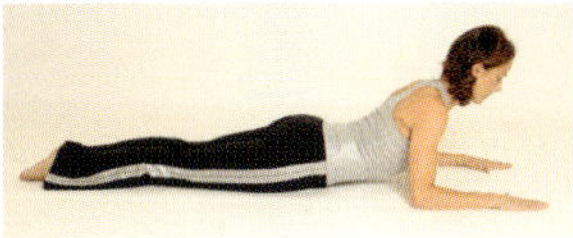

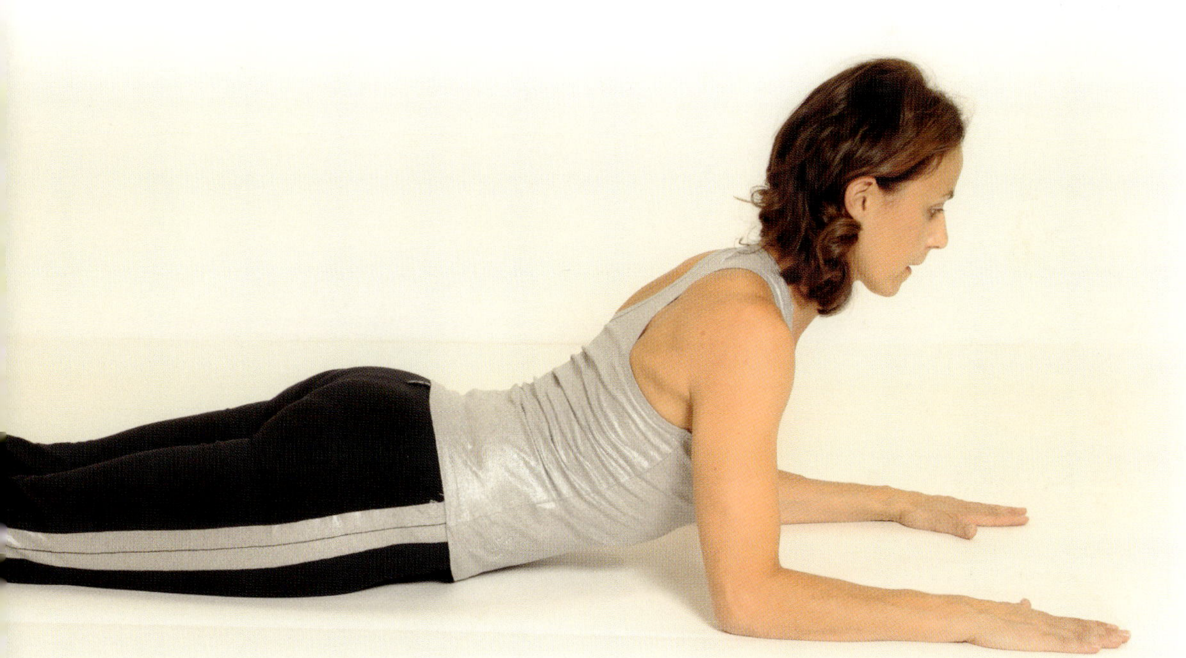

Formt durch das Training der Oberschenkelinnenseiten und der Gesäßmuskulatur einen attraktiven Po, fördert durch die Kräftigung der regionalen Tiefenmuskulatur Hüftbeweglichkeit und Beckenstabilität.

Vorbereitung

Bauchlage, Arme v-förmig wegstrecken, Hände locker mit gespreizten Fingern gegen den Boden drücken. Füße locker gestreckt.

Atmung:

Einatmen: fünf Schläge lang

Ausatmen: fünf Schläge lang

Je langsamer der Zählrhythmus, desto schwieriger wird die Übung. Pendeln Sie sich anfangs bei einem Ihrem Können angepassten Tempo ein.

Übungsbeschreibung

Wie bei Baby Cobra unsichtbaren Tennisball mit Nasenspitze nach vorne rollen und Kopf abheben. Die gestreckten Beine vom Boden heben. Im Zählrhythmus Beine gegengleich heben und senken. Hände mit gestreckten Armen gegen den Boden drücken und Oberkörper stabil halten.

2–4 x 5er-Ein-/Ausatmung wiederholen

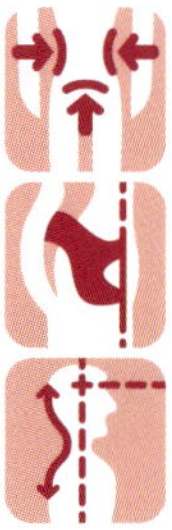

Powerhouse

Neutrales Becken

Entspannter Nacken

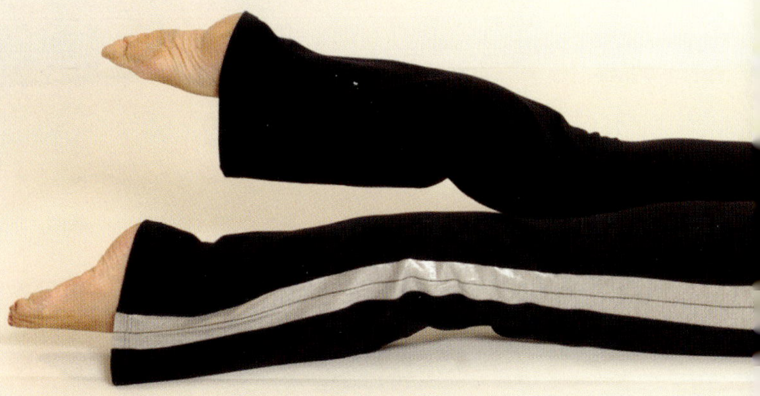

Tipp: *Als Anfänger kann man auch drei Schläge lang ein- bzw. ausatmen. Becken wackelt nicht mit, Knie bleiben gestreckt, Schulterblätter leicht Richtung Taille zusammenziehen. Blickrichtung nach schräg vorne unten.*

Little Star

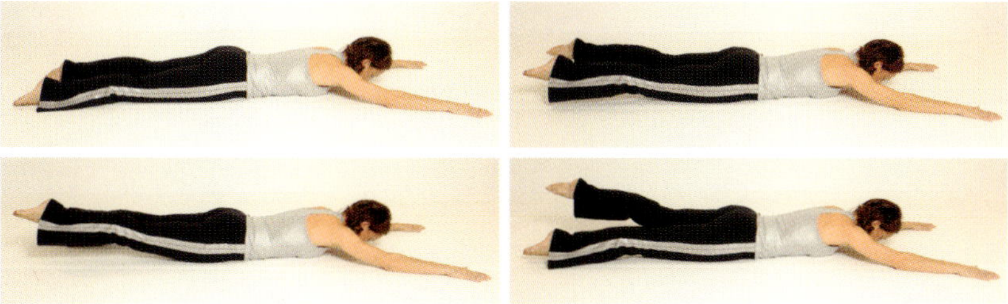

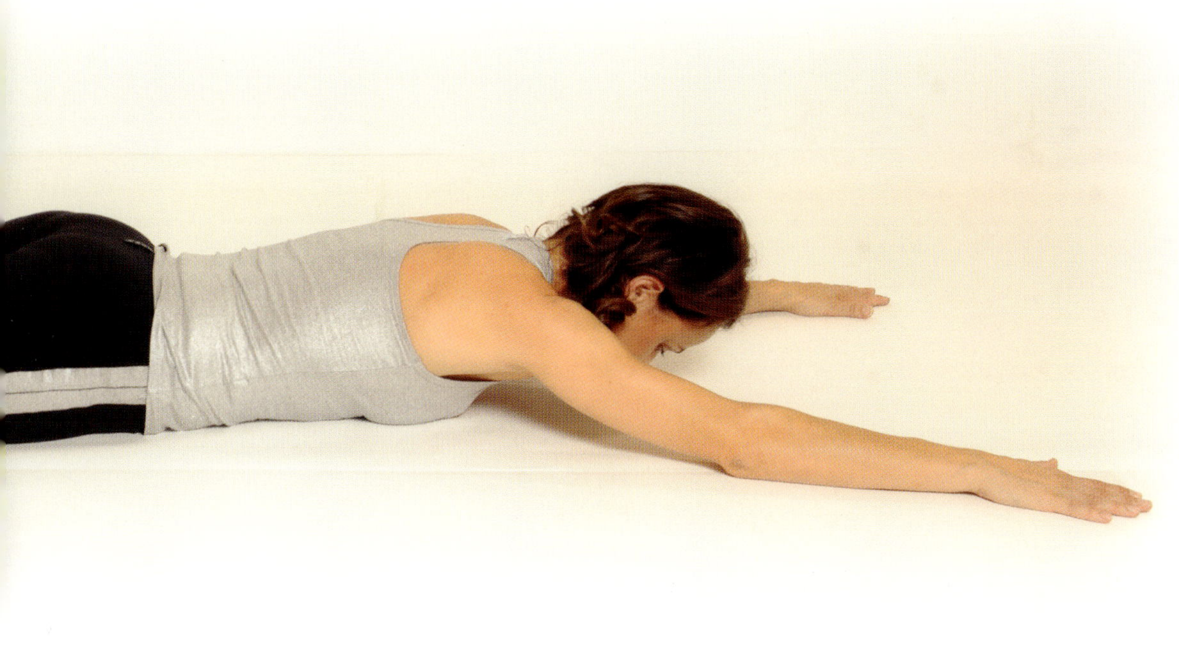

Hilft eine ganzheitliche Körperspannung aufzubauen und bewirkt durch Kräftigung der Rückenmuskulatur und Mobilisierung der Schulter- und Hüftgelenke einen aufrechten Rücken, fördert die natürliche Beckenstabilität.

Vorbereitung

Bauchlage, Arme und Beine v-förmig wegstrecken, Hände locker mit gespreizten Fingern gegen den Boden drücken.

Atmung

Einatmen: fünf Schläge lang

Ausatmen: fünf Schläge lang

Je langsamer der Zählrhythmus, desto schwieriger wird die Übung.

Übungsbeschreibung

Wie bei Baby Cobra den Oberkörper vom Boden hochrollen, dadurch werden die Arme zum Oberkörper nachgezogen. Zuerst die gestreckten Beine und dann die Arme vom Boden heben. Im Zählrhythmus je ein Bein mit dem diagonal gegenüberliegenden Arm heben und senken.

Lassen Sie die Streckung in der Brustwirbelsäule nicht kleiner werden! Oberkörper sinkt nicht ab. Konzentration auf die fliegenden Rippen, die gerade noch den Boden berühren. Der Nabel soll beim Einatmen niemals gegen die Matte drücken.

5 x 5er-Ein-/Ausatmung wiederholen

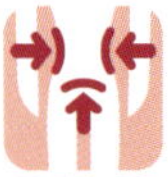

Powerhouse

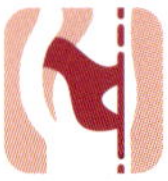

Neutrales Becken

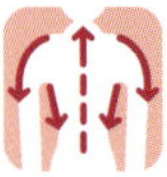

Entspannte Schultern

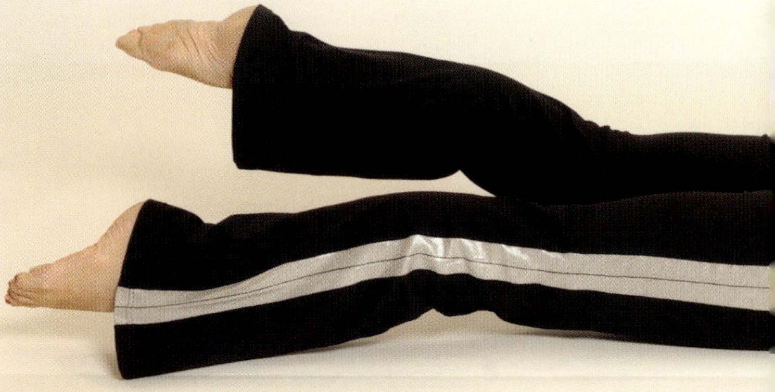

Tipp: *Je schneller das Tempo, desto kleiner wird die Höhe der Bein-/Armbewegung.*

Star – Glücksstern

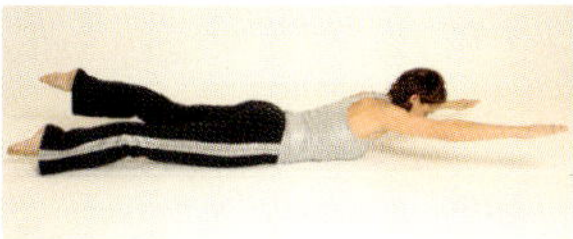

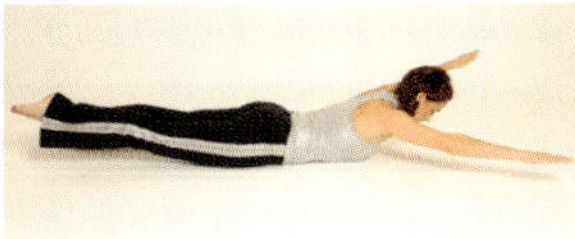

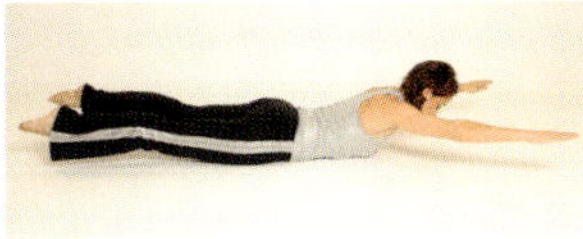

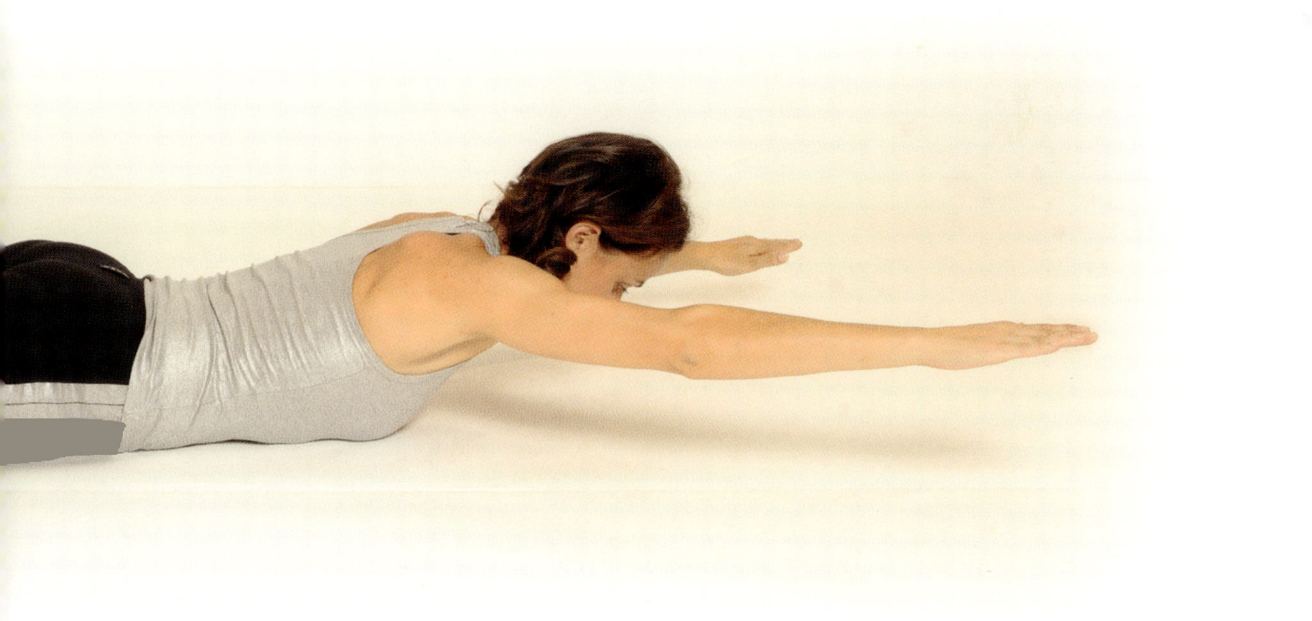

Flacher Bauch, attraktiv aufgerichteter Oberkörper und ausgezeichneter Schutz gegen Rückenverspannungen durch die Kräftigung der Rumpfmuskulatur und die Aktivierung der natürlichen Körperspannung.

Vorbereitung

Bankstellung. Kopf und Becken nicht hängen lassen, Lendenwirbelsäule neutral halten. Arme gestreckt, leicht vor die Schulterkappen auf den Boden legen, Finger zeigen nach vorne.

Atmung

Natürliches Ein- und Ausatmen

Übungsbeschreibung

Zehen aufstellen oder – anders gesagt – Zehen unter die Füße ziehen. Knie ca.10 cm vom Boden abheben, ohne den Rücken aus seiner natürlichen Ausrichtung zu bringen.

Jeweils vier Atemzüge lang halten.

Variante

Bankstellung. Erstes Bein ausstrecken, die Zehen unter den Fuß ziehen. Gewicht auf beide Arme und das ausgestreckte Bein verteilen, um das zweite Bein auszustrecken und die Zehenballen aufzustellen. Der gesamte Körper ist wie eine Holzplanke gestreckt. Das Gewicht gleichmäßig verteilen.
Den Körper mit den Fersen nach hinten ziehen, anschließend den Körper mit den Fersen nach vorne schieben.
Einatmen: beim Nach-hinten-Ziehen
Ausatmen: beim Nach-vorne-Schieben

4–8 x schieben und ziehen

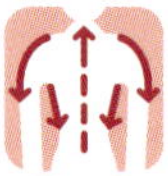
Entspannte Schultern

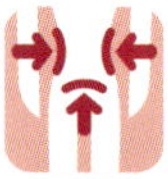
Powerhouse

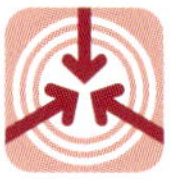
Konzentration

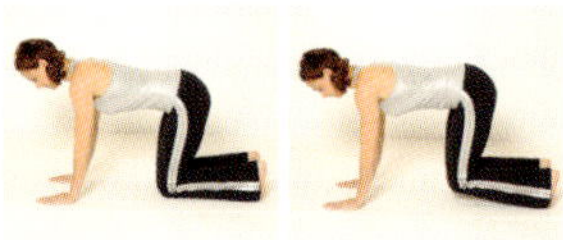

Variante

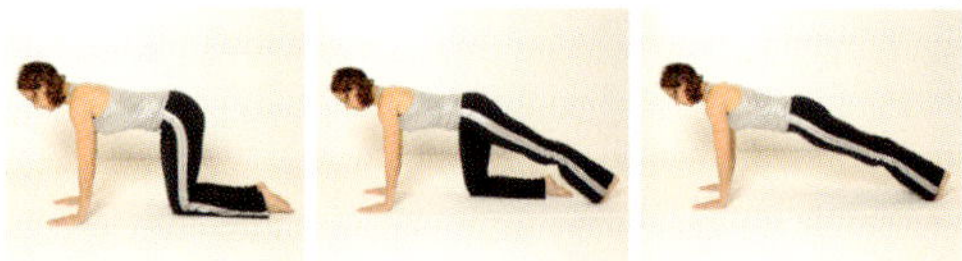

Tipp: *Stellen Sie sich vor, Ihre Körperfront und der Boden sind zwei positive Magneten, die einander gegenseitig abstoßen. Natürlich behalten beide dabei ihre Form!*

Push-Ups für Genießer

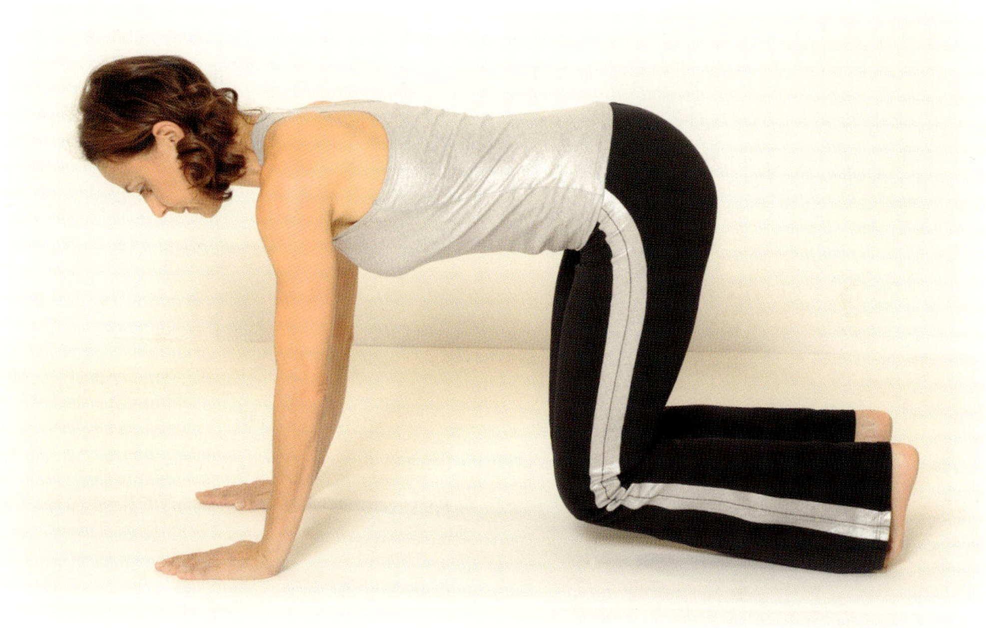

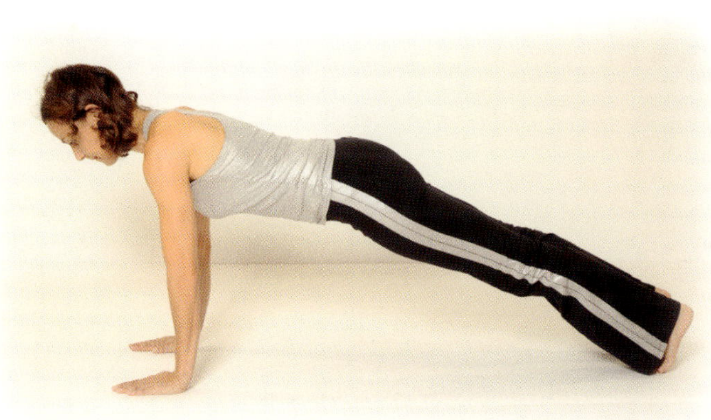

Verjüngt Oberarme, Brustkorb und Po durch die Stärkung der Oberarm-, Schulter-, Brust-, Rücken-, Gesäß- und Beinmuskulatur, bringt durch ganzheitliche axiale Streckung des Körpers die natürliche Körpergröße zurück.

Vorbereitung

Bankstellung

Atmung

Einatmen: beim Beugen der Ellenbogen

Ausatmen: beim Strecken der Ellenbogen

Übungsbeschreibung

Ein Bein nach hinten ausstrecken, die Zehen unter den Fuß ziehen. Dann das andere Bein ausstrecken und die Zehen aufstellen. Der gesamte Körper ist gestreckt wie eine Holzplanke. Ellenbogen in Richtung Fersen beugen und wieder strecken.

Variante

Für Fortgeschrittene: Bauchlage, Hände auf Brusthöhe, Ellenbogen zur Decke. Zehen aufstellen, Beine strecken, Knie heben sich ab, Fersen ziehen nach hinten, Kopf und Oberkörper strecken (Baby Cobra), Gesäßmuskel mitnehmen und dann hochdrücken. Ellenbogen beugen und strecken.

2–8 x wiederholen

Powerhouse

Neutrales Becken

Lockere Kiefergelenke

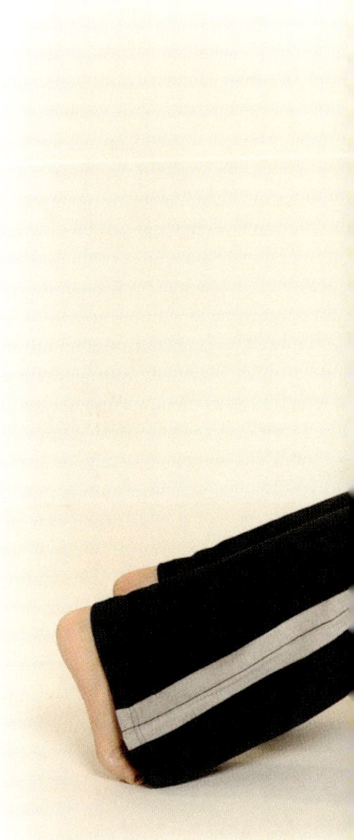

Tipp: *Das Wichtigste ist, die Körperspannung bei gebeugten Ellenbogen zu halten! Dabei muss man nicht bis zum Boden kommen! Achten Sie darauf, dass der Kopf nicht zwischen Ihren Schultern nach unten hängt.*

Push-Ups Balance

Variante

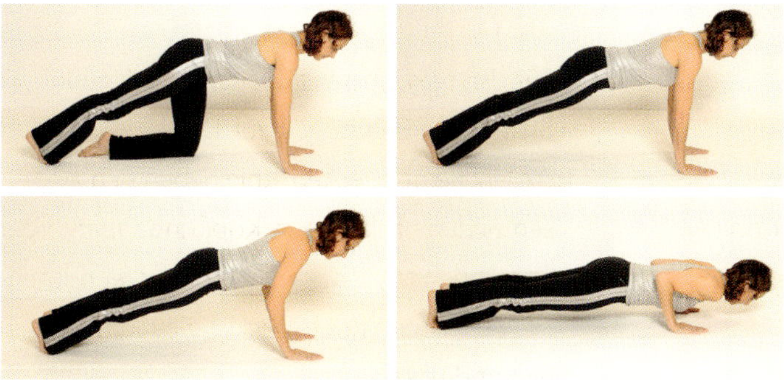

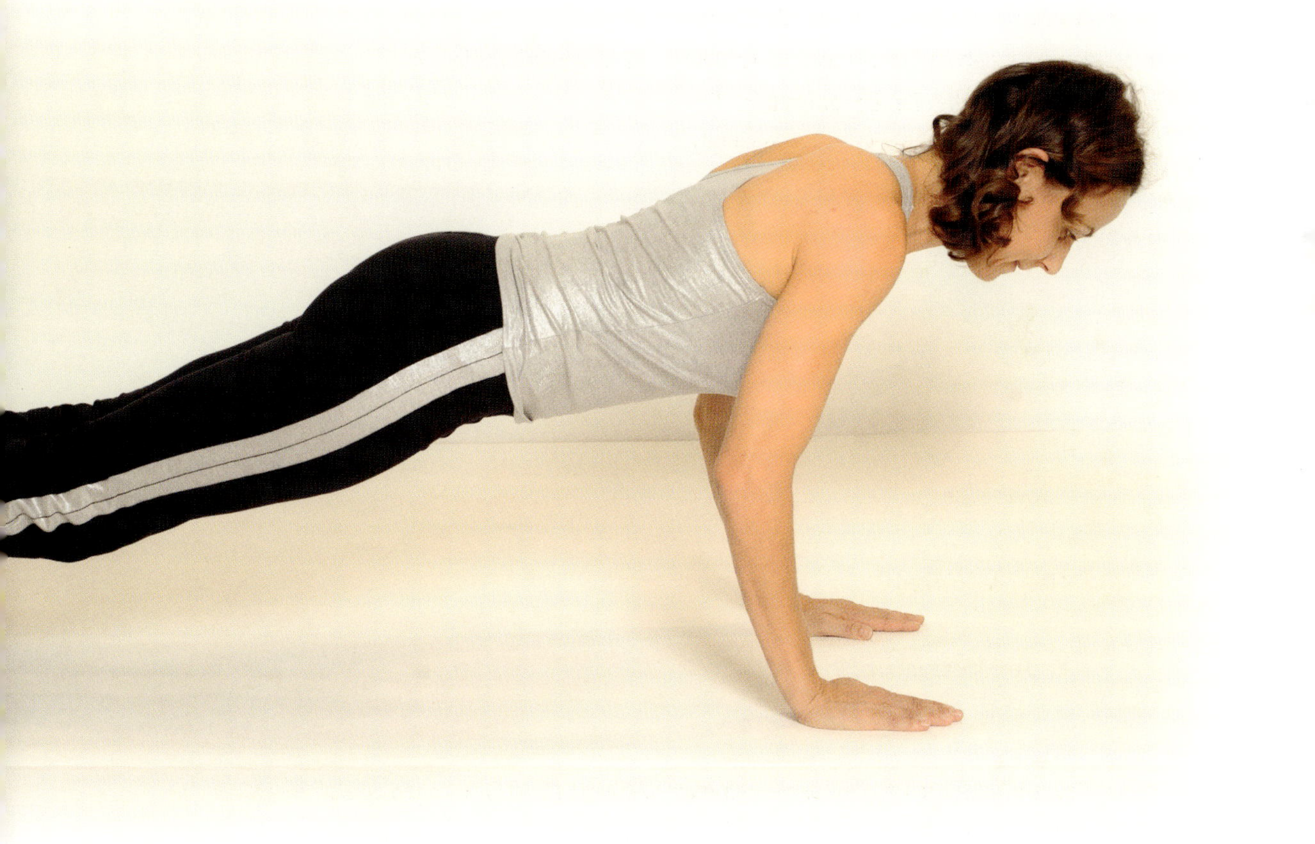

Attraktive Hüftbeweglichkeit durch Aktivierung der Hüftgelenke, strafft Taillen-, Po- und hintere Oberschenkelmuskulatur, ermöglicht durch Verbesserung der Körperwahrnehmung eine anmutigere Bewegung und Haltung.

Vorbereitung

Liegestützstand, die Beine nahe beisammen.

Atmung

Einatmen: bei der Vorbereitung

Ausatmen: beim dreimaligen Kicken

Übungsbeschreibung

Die Fersen nach hinten ziehen, ein Bein heben und den Fuß strecken. Das abgehobene Bein dreimal nach oben kicken, den Fuß flexen und abstellen.

Anschließend das andere Bein abheben und den Fuß strecken. Das abgehobene Bein dreimal nach oben kicken, den Fuß flexen und abstellen.

Das erste Knie unter die Hüfte ziehen, danach das zweite Knie unter die Hüfte ziehen.

2 x 3 Kicks je Bein

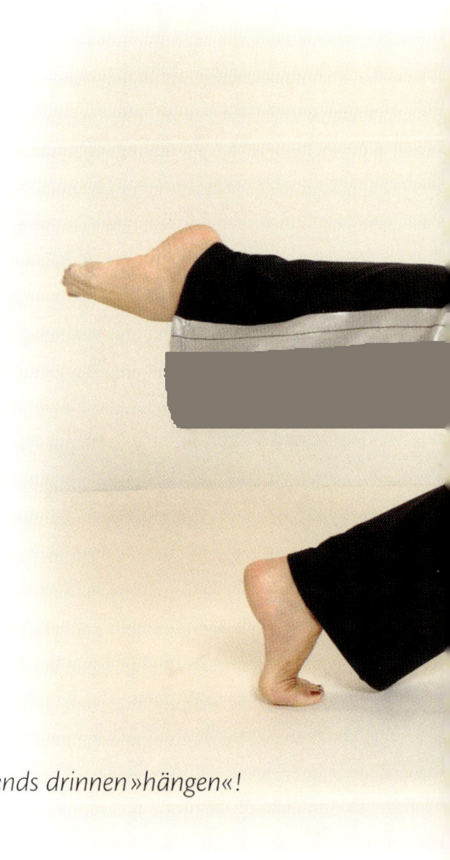

Körperausrichtung

Powerhouse

Ruhige Atmung

Tipp: *Wie bei der Cobra an zwei positive Magneten denken! Nirgends drinnen »hängen«!*

Front Leg Pull

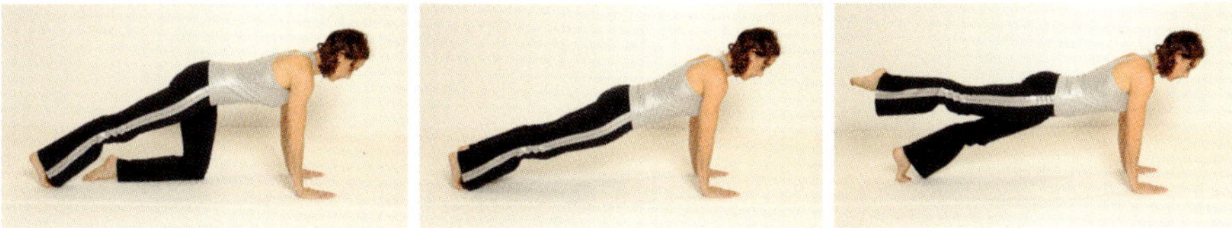

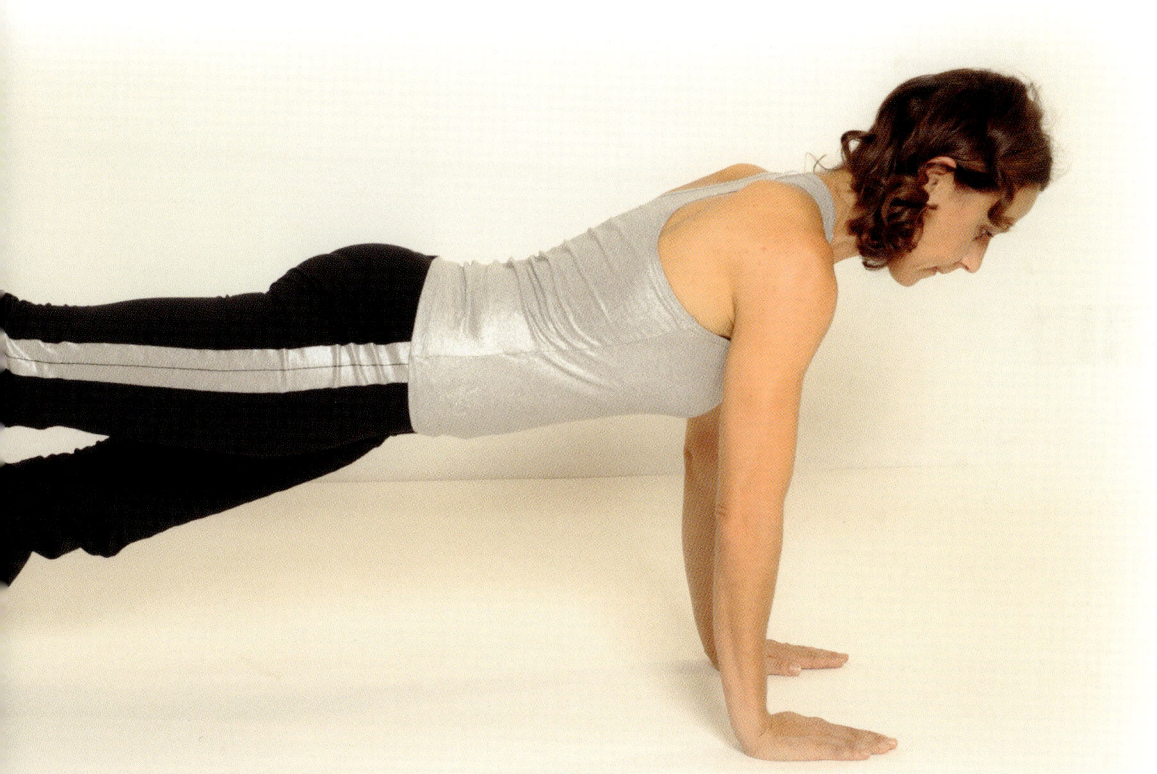

Stärkt den Rücken, formt Arme, Rücken, Po und Beine durch Muskeldehnung und -aktivierung, verbessert die Fußbeweglichkeit durch intensive Dehnung der Unterschenkel.

Vorbereitung

Bankstellung, Zehen aufgestellt.

Atmung

Einatmen: beim Strecken der Knie, beim Halten der Position und der Aktivierung

Ausatmen: beim Absenken der Fersen zum Boden, beim Beugen der Knie

Übungsbeschreibung

Die Knie strecken, das Becken nach oben heben, die Fersen zum Boden senken und wenn möglich abstellen. Mit den Armen das Becken noch weiter nach oben Richtung Decke heben. Die Kniescheiben nach oben ziehen und die vorderen Oberschenkel aktivieren. Die Fersen gegen den Boden drücken. Knie beugen und abstellen.

2–4 x wiederholen

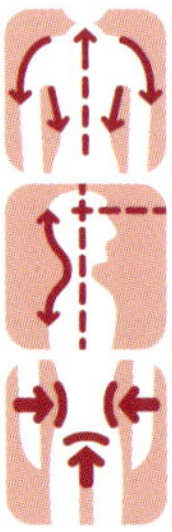

Entspannte Schultern

Entspannter Nacken

Powerhouse

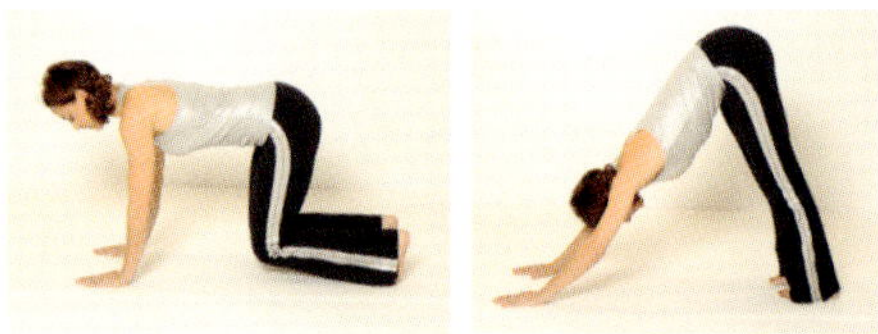

Tipp: *Kniegelenke nicht blockieren, Gewicht des Oberkörpers immer nach oben und hinten drücken, nicht nach vorne und unten sinken lassen: Das belastet die Handgelenke unnötig.*

Happy Elephant

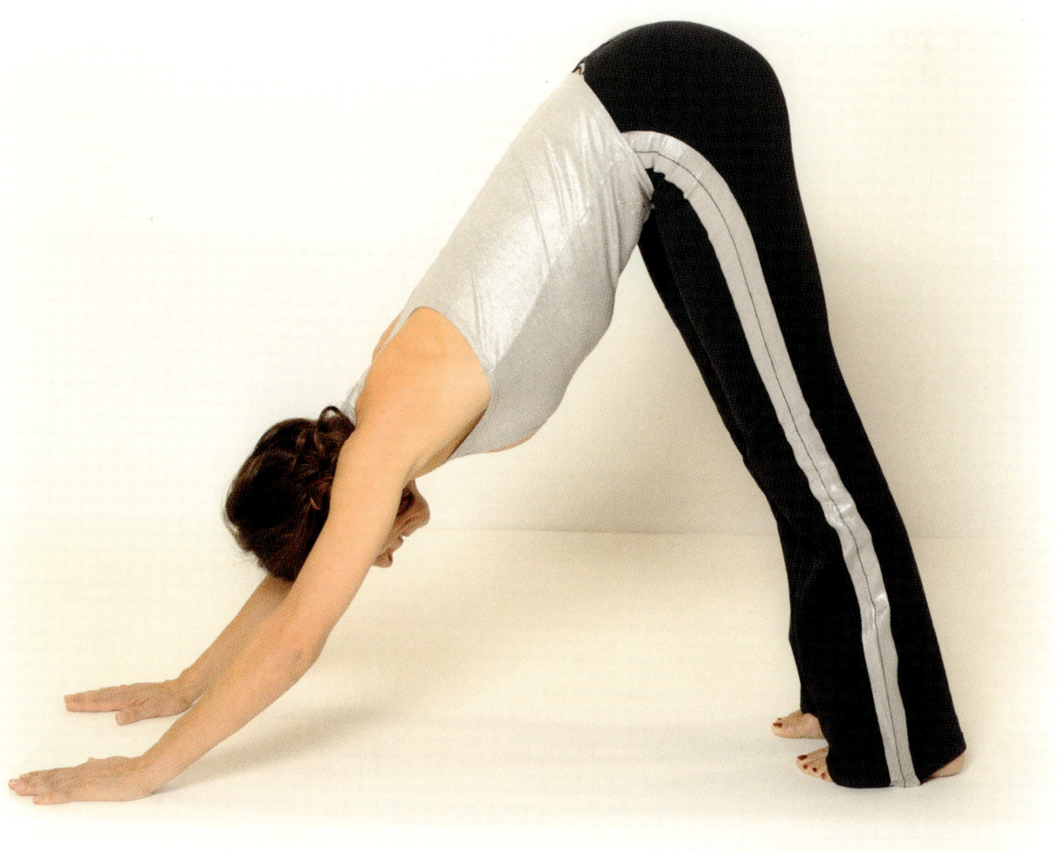

Verjüngt das Gesicht durch die sanfte Dehnung der Gesichts-, Kinn- und Halsmuskeln, aktiviert die Wirbelsäulenstrecker, ermöglicht länger aufrecht zu sitzen.

Vorbereitung

Langsitz, Beine hüftgelenksbreit auseinander, Füße geflext, beide Hände neben dem Becken auf dem Boden, Finger Richtung Zehen gerichtet, gestreckter, aufgerichteter Rücken.

Atmung

Einatmen: beim Abheben des Körpers – Position kurz halten

Ausatmen: beim Absenken des Körpers und der Dehnung des Nackens

Übungsbeschreibung

Kinn Richtung Brustbein ziehen – Rücken bleibt lang! Den Blick heben und Fersen in den Boden drücken, die Knie beugen, das Becken nach Norden rollen, nach vorne schieben und anheben. Der Rücken hebt sich mit hinauf in die Horizontale, Fußsohlen und alle Zehen bleiben am Boden verwurzelt. Blick nach oben zur Decke – Kopf fällt nicht nach hinten hinunter! Atem anhalten und diese Position halten.

Becken absenken, vordere Fußhälften abheben, Fersen in den Boden drücken und Knie strecken, Becken zwischen die Hände schieben und zurück in den Langsitz kommen. Das Kinn Richtung Brustbein senken, ohne den Rücken zu runden.

Dauer: 4–6 x

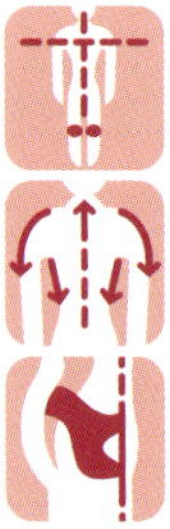

Körperausrichtung

Entspannte Schultern

Neutrales Becken

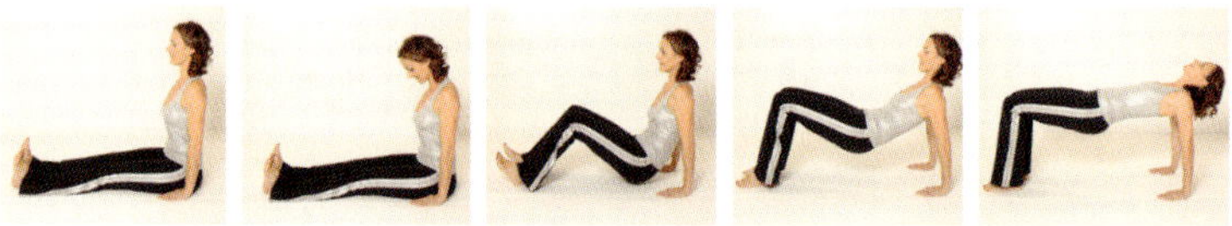

Tipp: *Fersen beim Abheben des Körpers nicht heranziehen. Knie dürfen nicht über die Zehen vorstehen. Gesicht und Unterkiefer entspannt lassen.*

Tisch

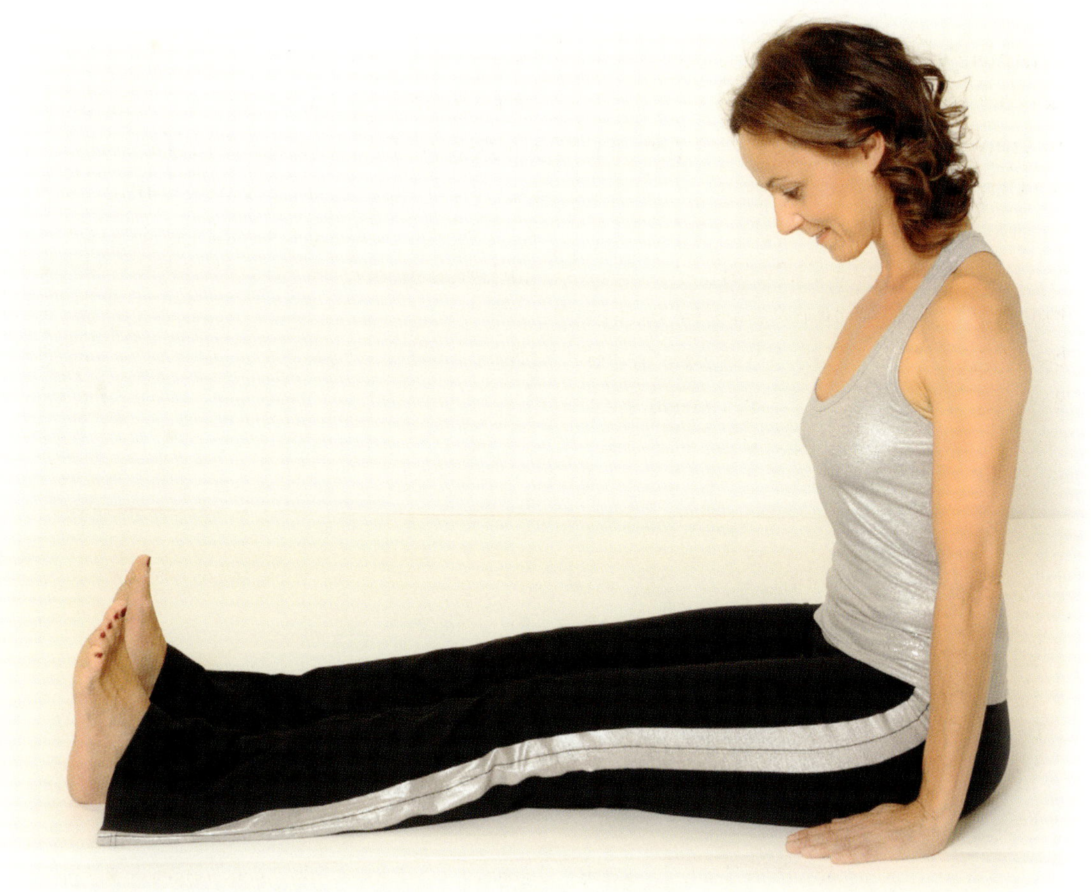

Einfach schlank und aufrecht durch die Streckung der seitlichen schrägen Bauchmuskeln – bewährtes Hausmittel gegen Schwimmreifen auf der Taille. Angenehme Dehnung der aktivierten Muskelgruppen.

Vorbereitung

Langsitz. Zur Erleichterung der Sitzposition können Sie sich auch auf ein Kissen oder einen Stuhl setzen.

Atmung

Einatmen: bei der Vorbereitung – Position halten

Ausatmen: beim Seitbeugen und Aufrichten

Übungsbeschreibung

Beide Beine nach rechts beugen, linker Fuß liegt am Oberschenkel des rechten Beines. Rechten Fuß ganz an das Becken heranziehen, um Kniegelenk zu entspannen, linken Arm strecken, Fingerspitzen berühren den Boden. Rechter Arm mit der Handinnenfläche nach innen gerichtet neben das Ohr heben. Oberkörper nach links beugen, während sich der linke Ellenbogen beugt und Richtung Boden sinkt. Die linke Hand drückt gegen den Boden und der Arm gibt diesen Widerstand als Vertiefung der seitlichen Krümmung an die Wirbelsäule weiter. Oberkörper Wirbel für Wirbel wieder aufrichten.

4–6 x je Seite

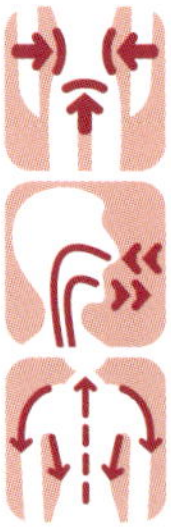

Powerhouse

Ruhige Atmung

Entspannte Schultern

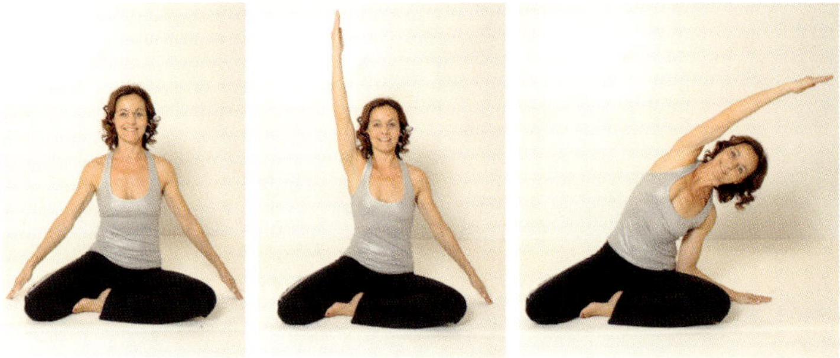

Tipp: *Den oberen Arm strecken – das fördert die Dehnung an der Oberkörperaußenseite. Ellenbogen des unteren Armes locker hängen lassen, damit dieser die Schulter nicht nach vorne einrollt. Oberkörper an einer imaginären Wand zur Seite beugen und nicht verdrehen.*

Mermaid

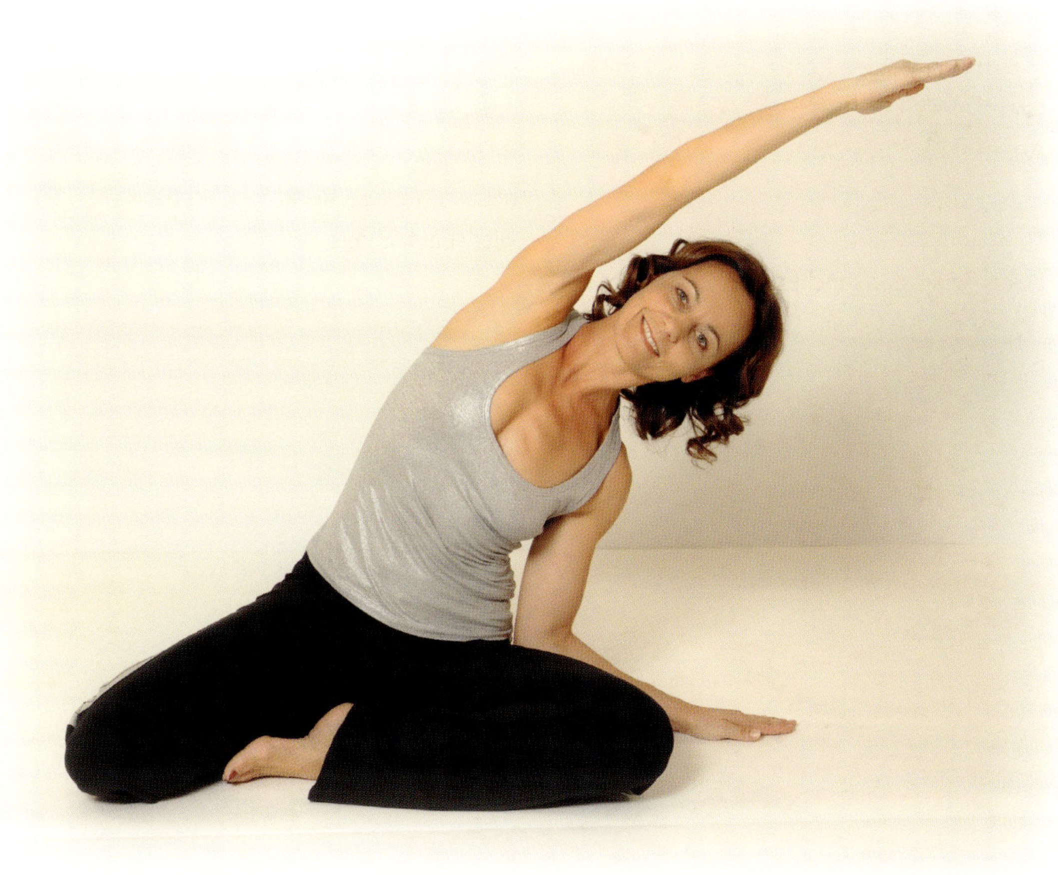

Strafft die Oberschenkel durch die Kräftigung der seitlichen äußeren Oberschenkel-, Becken- und Rückenmuskulatur.

Vorbereitung

Seitlage: beide Beine locker angewinkelt. Der Kopf liegt auf dem unteren, gestreckten Arm, der andere Arm stützt sich vor dem Brustbein ab, der Oberarm berührt den Brustkorb nicht.

Atmung

Einatmen: beim Heben des Beines
Ausatmen: beim Senken des Beines

Übungsbeschreibung

Oberes Bein nach unten ausstrecken. Fußsohle heranziehen. Bein parallel (Kniescheibe zeigt nach vorne) auf Hüftniveau heben. Das Bein anschließend bis knapp über den Boden absenken und wieder auf Hüftniveau heben.

6–8 x je Seite

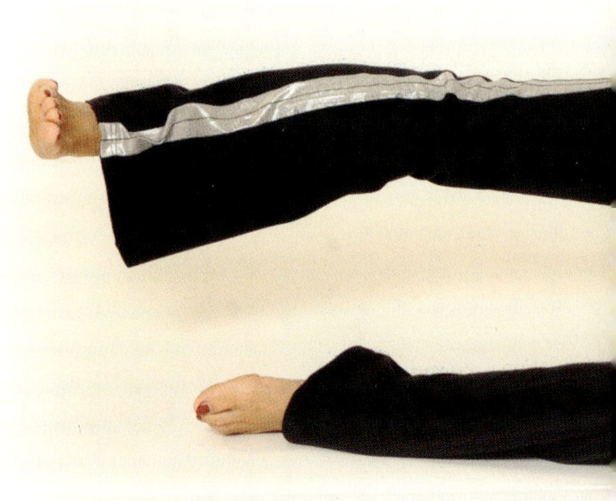

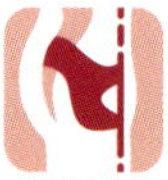 Neutrales Becken

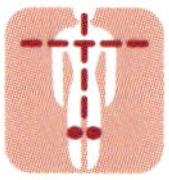 Körperausrichtung

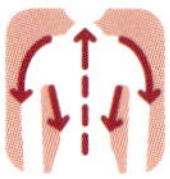 Entspannte Schultern

Tipp: *Becken beim Heben oder Senken des Beines nicht mitkippen. Das Bein in einem imaginären Korridor hochheben und absenken. Ellenbogenzug zur Taille verbindet den Schultergürtel mit dem Kraftzentrum.*

Abduktoren-Lift (Mini)

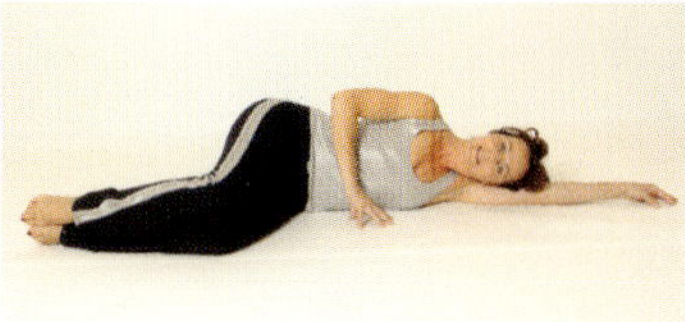

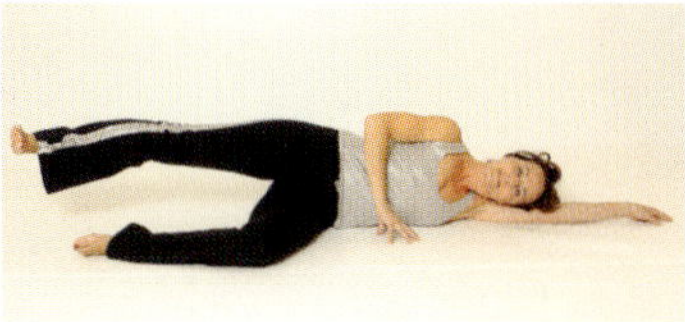

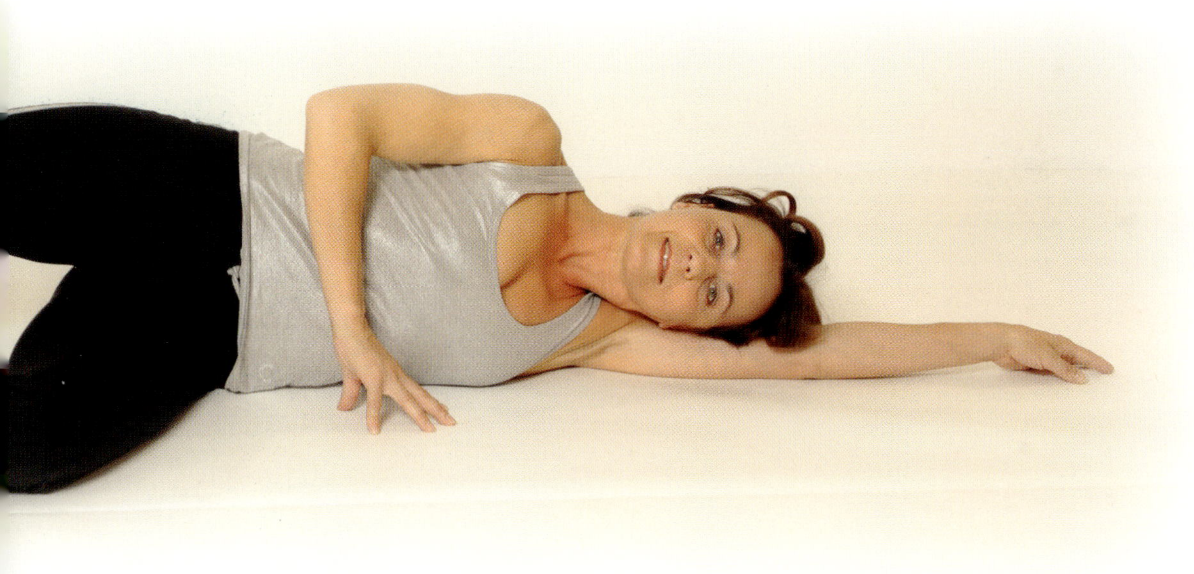

Schöne Oberschenkel und Grübchen im Po durch Aktivierung der seitlichen äußeren Oberschenkel, sicheres Auftreten und bessere Körperbalance durch Stabilisierung der Becken- und Rückenmuskulatur.

Vorbereitung

Seitlage: Beide Beine locker angewinkelt. Der Kopf liegt auf dem unteren, gestreckten Arm, der andere Arm stützt sich vor dem Brustbein ab, der Oberarm berührt den Brustkorb nicht.

Atmung

Einatmen: beim Heben des Beines

Ausatmen: beim Senken des Beines

Übungsbeschreibung

Oberes Bein nach unten ausstrecken, Fußsohle heranziehen. Das Bein über Hüftniveau heben und anschließend bis knapp über den Boden absenken.

6–8 x je Seite

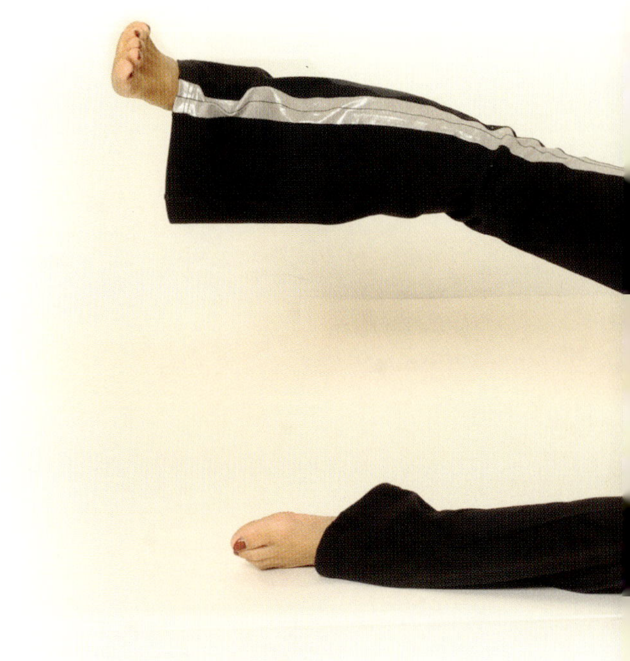

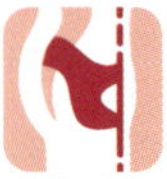 Neutrales Becken

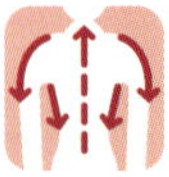 Entspannte Schultern

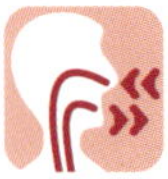 Ruhige Atmung

Tipp: *Das obere Bein darf nur so weit hochgehoben werden, dass das Becken nicht kippt.*

Abduktoren-Lift (Midi)

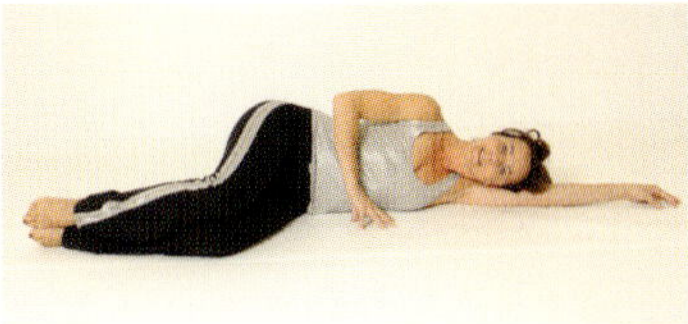

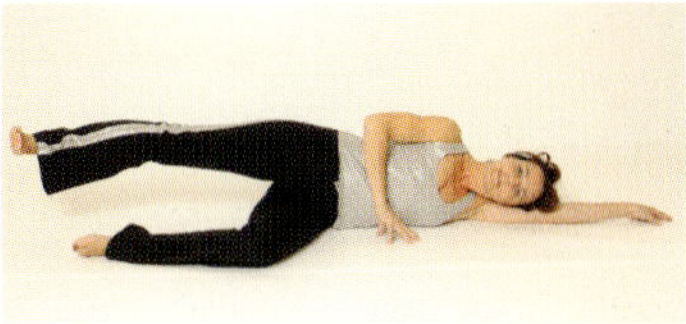

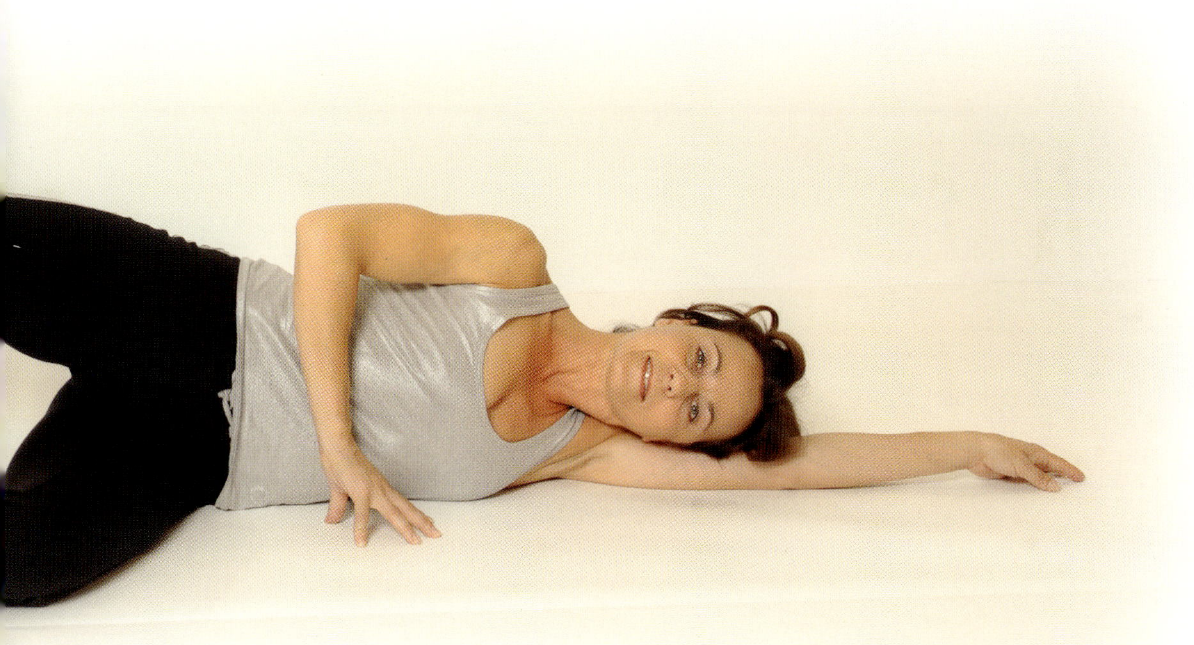

Formt attraktive Beine durch Kräftigung der seitlichen äußeren und inneren Oberschenkel, fördert gut aussehende Bewegungen durch Verbesserung der Muskelbalance.

Vorbereitung

Seitlage, beide Beine leicht vor Körperachse am Boden ausgestreckt. Fußsohlen strecken. Der Kopf liegt auf dem unteren, nach oben ausgestreckten Arm, der andere Arm stützt sich vor dem Brustbein ab, der Oberarm berührt den Brustkorb nicht.

Atmung

Einatmen: beim Heben der Beine

Ausatmen: beim Senken der Beine

Übungsbeschreibung

Mit je einem Ausatemzug beide Beine gleichzeitig abheben und auf Mittelachse, d. h. Wirbelsäulenhöhe bringen. Wieder absenken.

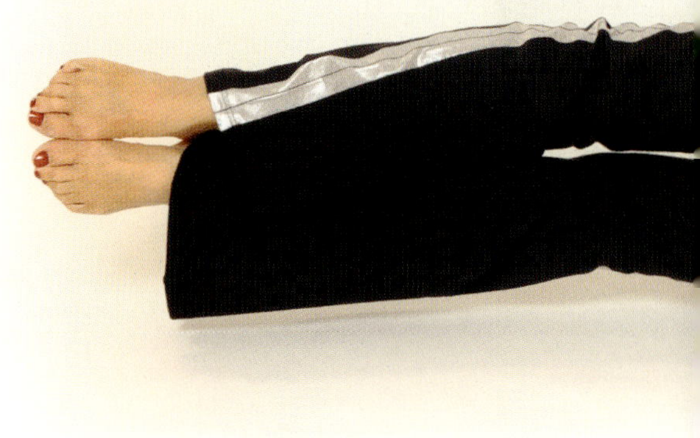

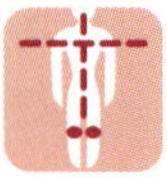 Körperausrichtung

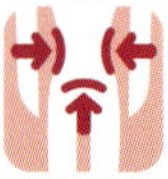 Powerhouse

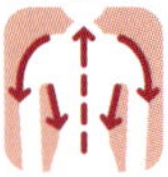 Entspannte Schultern

Tipp: *Das obere Bein nur so weit heben, dass das Becken nicht kippt und der Schultergürtel nicht hochgehoben wird (= Zeichen dafür, dass die Beine zu hoch gehoben werden). Bewegung kommt aus dem Hüftgelenk.*

Torpedo Midi

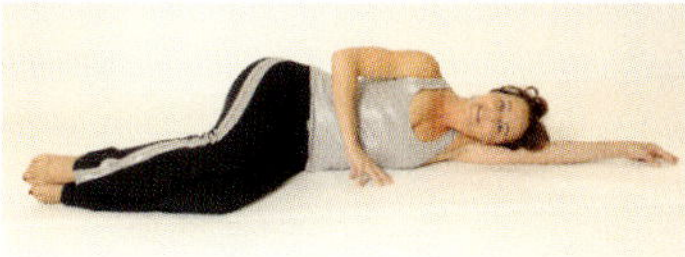
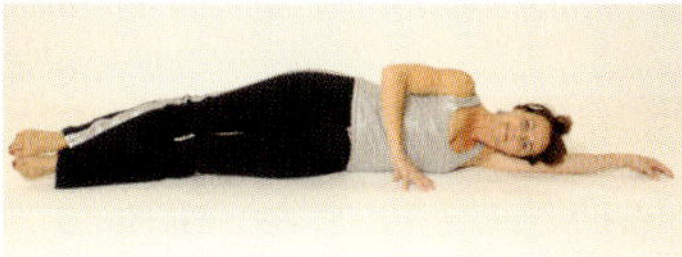
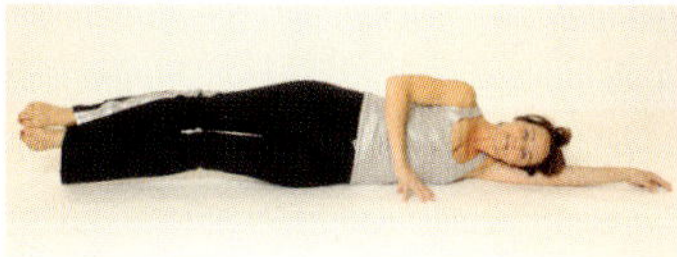

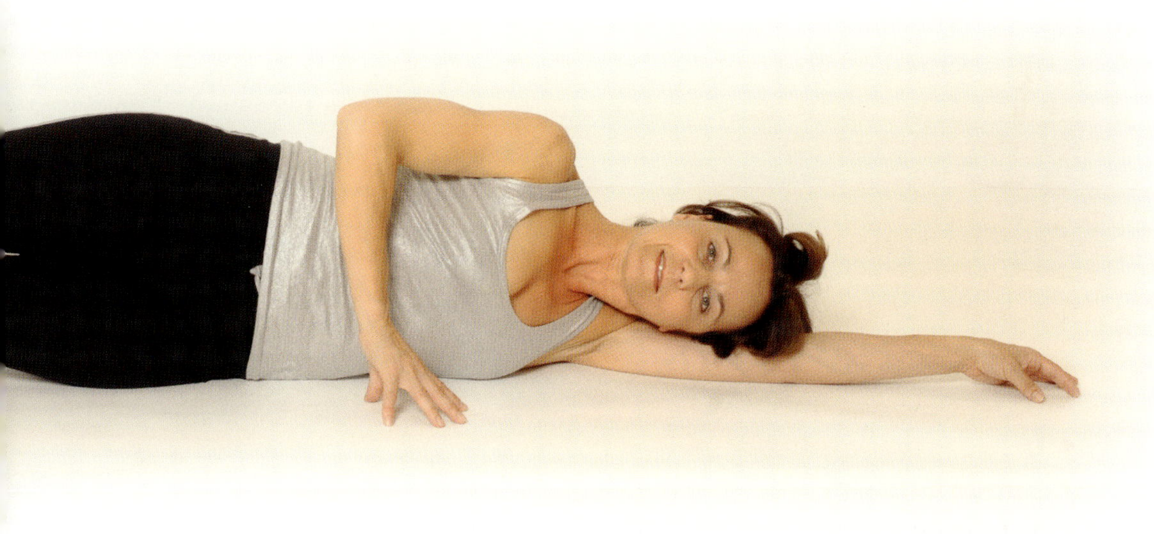

Fördert gut aussehende Bewegungen durch Verbesserung der Muskelbalance. Formt attraktive Beine durch Kräftigung der seitlichen äußeren und inneren Oberschenkel.

Vorbereitung

Seitlage wie oben, jedoch den oberen Arm parallel zum unteren Arm nach oben ausstrecken. Beide Handinnenflächen zueinander, beide Beine abgehoben.

Atmung

Einatmen: beim Anheben des oberen Beines
Ausatmen: beim Zusammenführen bzw. Absenken der Beine

Übungsbeschreibung

Oberes Bein weiter heben, oberes und unteres Bein zusammenführen und beide Beine – Innenkanten gut aneinandergelegt – bis knapp über den Boden senken.

Variante

Kopf abgehoben halten.

6– 8 x je Seite

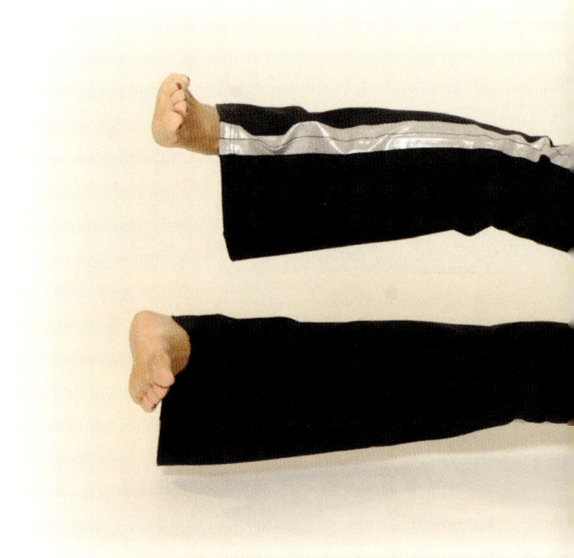

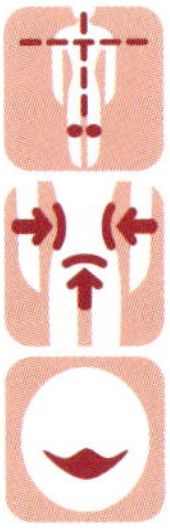

Körperausrichtung
Powerhouse
Lockere Kiefergelenke

Tipp: *Mit der Zeit können Sie die Intervalle auf jeweils 20 Sekunden ausdehnen.*

Torpedo Maxi

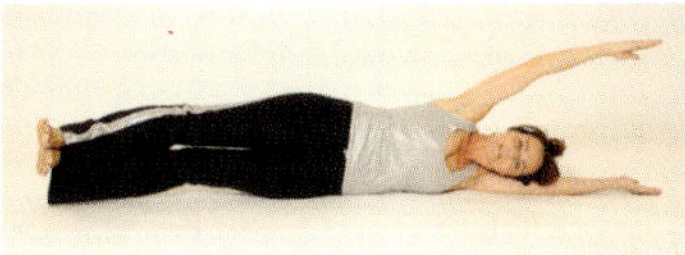

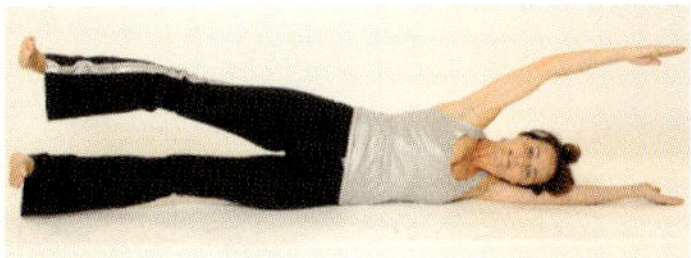

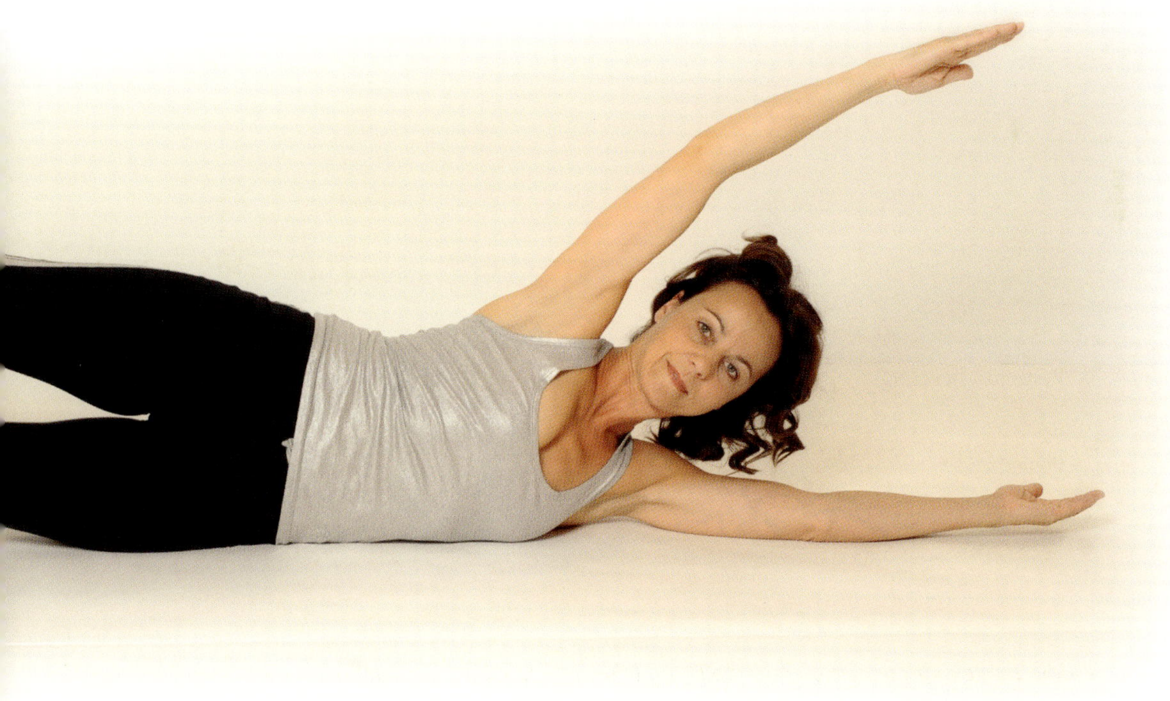

Der Adduktoren-Mini-Lift strafft die inneren Oberschenkelseiten durch die Kräftigung der vier wichtigen Heranzieher des Oberschenkels: langer, großer, kurzer und schlanker Adduktor.

Vorbereitung

Seitlage: Beide Beine locker angewinkelt. Der Kopf liegt auf dem unteren, gestreckten Arm, der andere Arm stützt sich vor dem Brustbein ab, der Oberarm berührt den Brustkorb nicht.

Atmung

Einatmen: beim Heben des Beines
Ausatmen: beim Senken des Beines

Übungsbeschreibung

Unteres Bein nach unten ausstrecken, Fußsohle strecken. Das Bein heben und senken.

6–8 x je Seite

Variante

unteres Bein kreisen

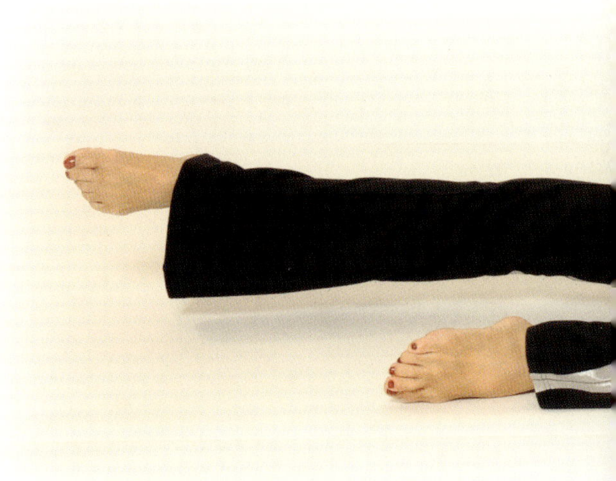

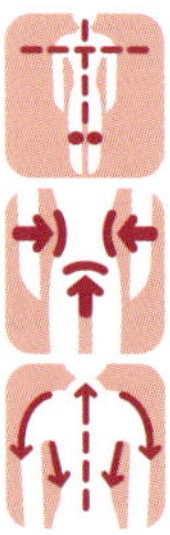

Körperausrichtung
Powerhouse
Entspannte Schultern

Tipp: *Zur Optimierung der Bewegungsfreiheit des oberen Hüftgelenkes ein Kissen unter das angewinkelte Knie legen. Becken beim Kreisen des Beines nicht mitkippen. Bein aus dem Hüftgelenk heraus bewegen, die Größe der Kreisbewegung ist sekundär.*

Inside Thigh Lifts

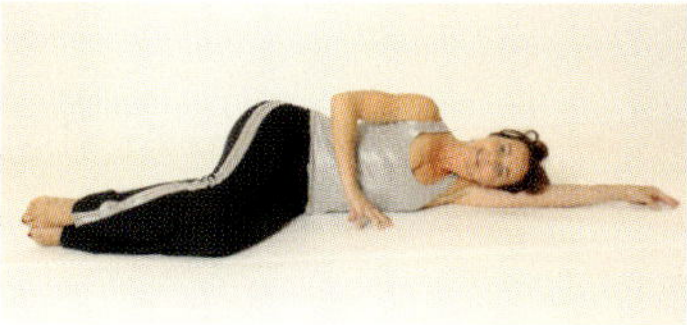

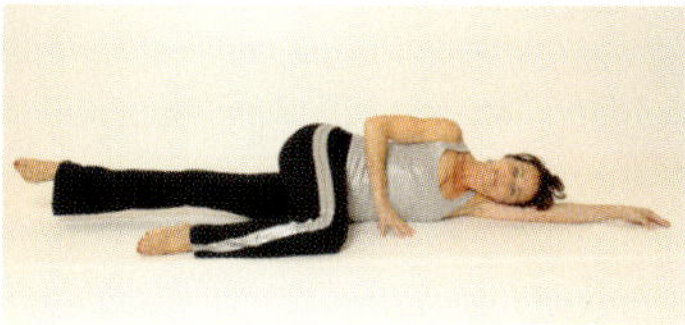

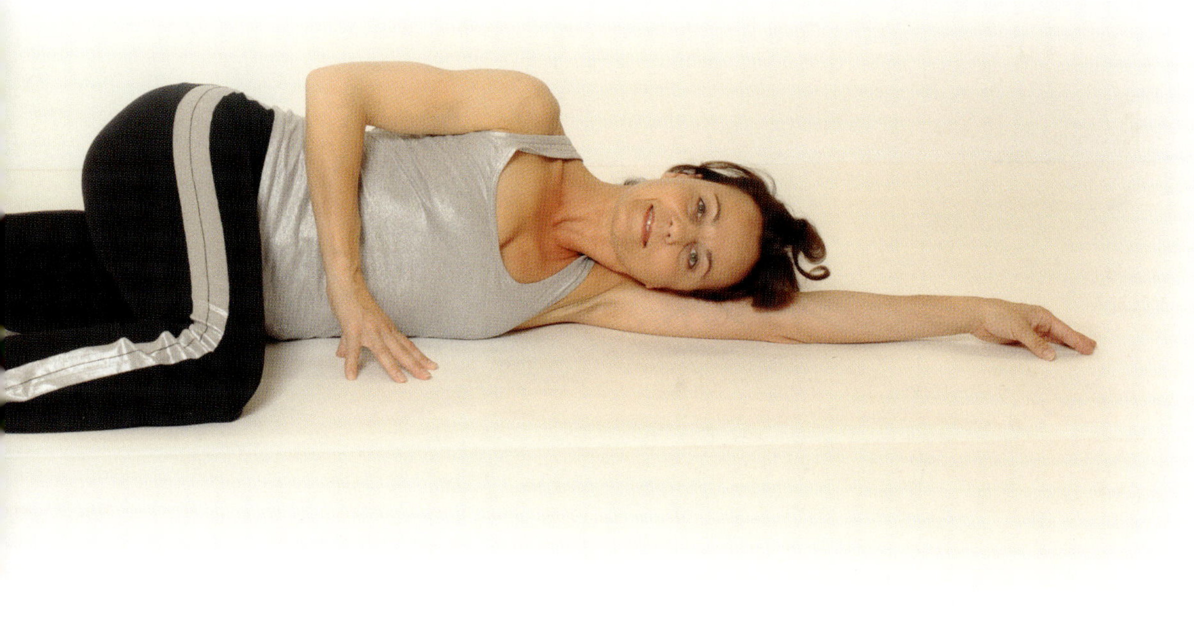

Kleine Adduktoren-Kreise mit großer Wirkung für das Aussehen der oberen Oberschenkelinnenseiten.

Midi – Vorbereitung

Seitlage: Beide Beine locker angewinkelt. Der Kopf liegt auf dem unteren, gestreckten Arm, der andere Arm stützt sich vor dem Brustbein ab, der Oberarm berührt den Brustkorb nicht.

Atmung

Einatmen: in der oberen Kreishälfte

Ausatmen: in der unteren Kreishälfte

Übungsbeschreibung

Unteres Bein nach unten ausstrecken, Fußsohle strecken. Das angewinkelte Knie auf Hüftniveau abheben und das untere Bein gleichmäßig kreisen.

6–8 x je Richtung/Seite

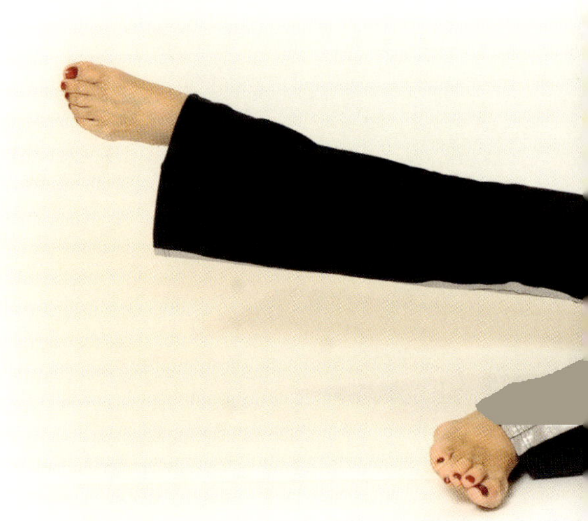

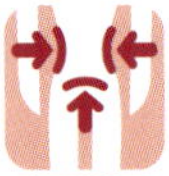 Powerhouse

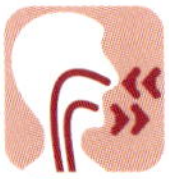 Ruhige Atmung

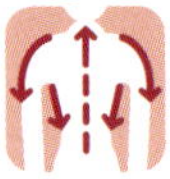 Entspannte Schultern

Tipp: *Das abgehobene Bein drückt die Außenseite des Knies nach außen. Dadurch wird die Beckenmuskulatur gefordert. Achten Sie auf die Ausrichtung von Fuß- und Beinachse; diese sollten parallel zueinander sein, damit das Kniegelenk unterstützt wird.*

Inner Thigh Power Circles Midi

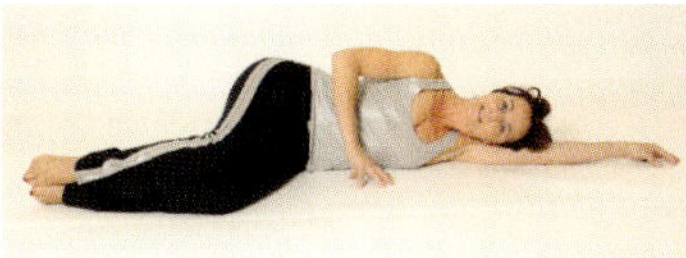

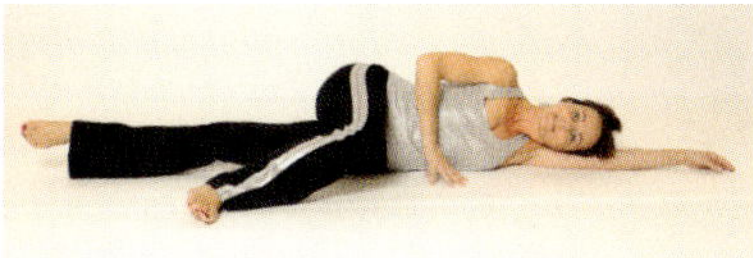

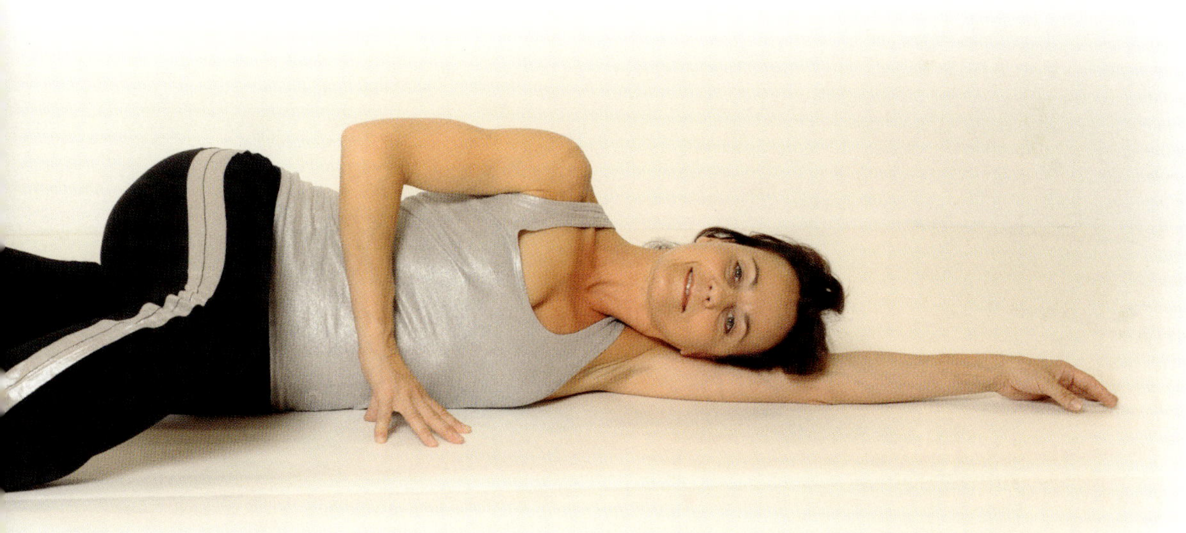

Verbessert das Aussehen der Oberschenkelinnenseiten.

Maxi – Vorbereitung

Seitlage: Unteres Bein nach unten ausstrecken, Fußsohle strecken. Die Fußsohle des angewinkelten Beines kann abgehoben werden. Mit dem oberen Arm zwischen Ober- und Unterschenkel einfädeln, letzteren oberhalb des Knöchels umfassen.

Atmung

Einatmen: in der oberen Kreishälfte
Ausatmen: in der unteren Kreishälfte

Übungsbeschreibung

Das ausgestreckte Bein heben und mit dem Kreisen beginnen.

6–8 x je Richtung/Seite

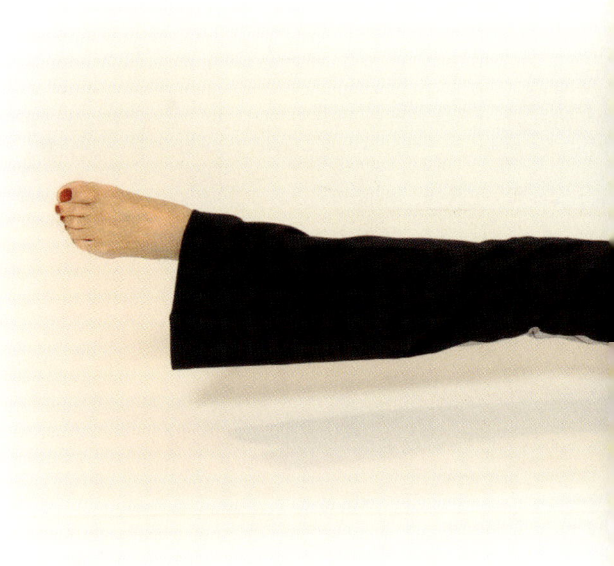

Körperausrichtung

Powerhouse

Lockere Kiefergelenke

Tipp: *Achten Sie auf die Ausrichtung von Fuß- und Beinachse; diese sollten parallel zueinander sein, damit das Kniegelenk unterstützt wird.*

Inner Thigh Power Circles Maxi

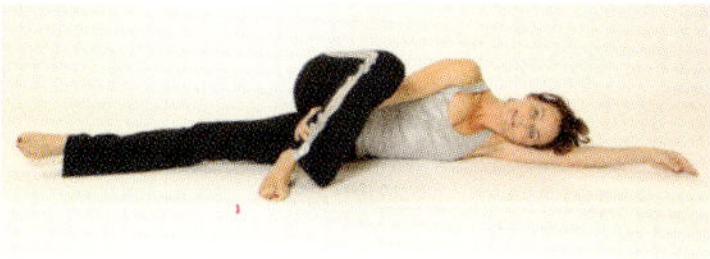

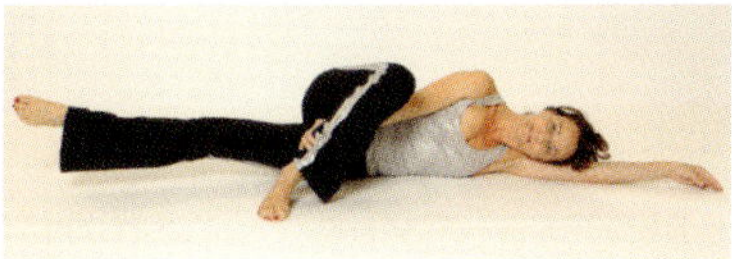

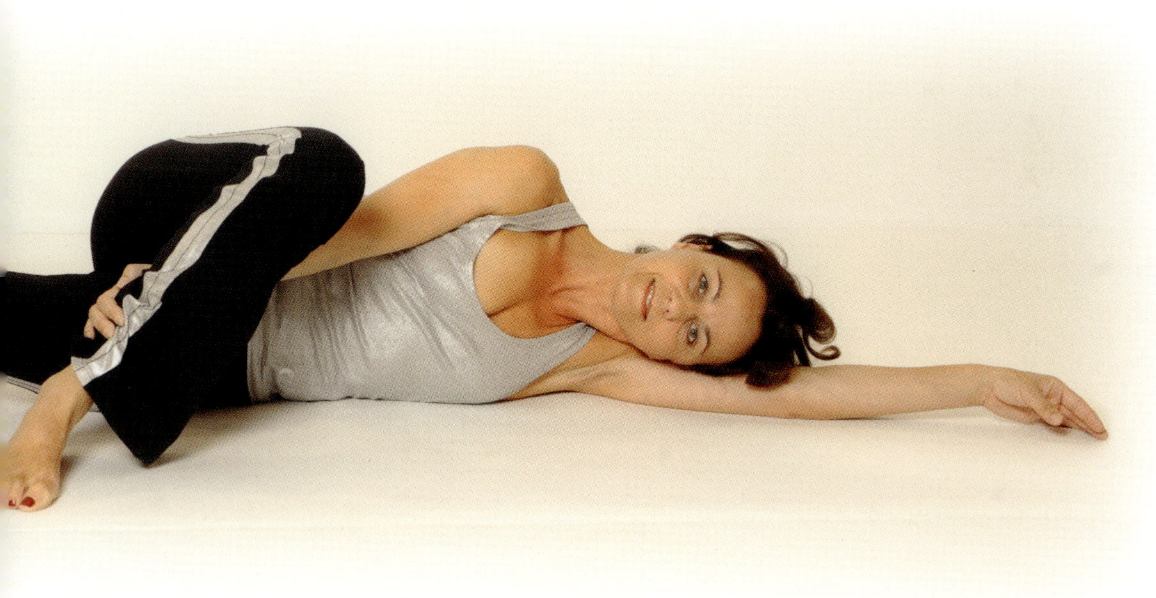

Schlanke Oberschenkel durch das Training der inneren und äußeren Oberschenkelmuskulatur, formt einen attraktiven Po und fördert Kraft und Mobilität der Hüftgelenke.

Vorbereitung

Seitlage: Kopf liegt auf dem unteren, gestreckten Arm, der andere Arm stützt sich vor dem Brustbein ab, der Oberarm berührt den Brustkorb nicht. Beine locker nach diagonal vorne (ca. 30–40°) ausstrecken. Unteres Bein in Turnout-Position bringen (Pilates-V), die Zehen aufstellen, die Ferse zur Decke drehen. Oberes Bein in Verlängerung der Mittelachse Ihrer Wirbelsäule nach unten ausstrecken. Fußsohle flexen.

Atmung

Zweimal kurz ausatmen:
2 x nach vorne kicken
Tief einatmen: nach hinten strecken/dehnen

Übungsbeschreibung

Das gestreckte obere Bein und mit geflextem Fuß zweimal nach vorne kicken (dazwischen halb zurückführen).
Danach das Bein nach hinten führen. Wenn beide Beine auf einer Höhe sind, wird der obere Fuß gestreckt. Das obere Bein weiter nach hinten strecken – auf Hüftgelenkshöhe bleiben. Das Bein zurückführen, Fuß wieder flexen und zweimal nach vorne kicken.

3–6 x wiederholen je Seite

Körperausrichtung

Powerhouse

Ruhige Atmung

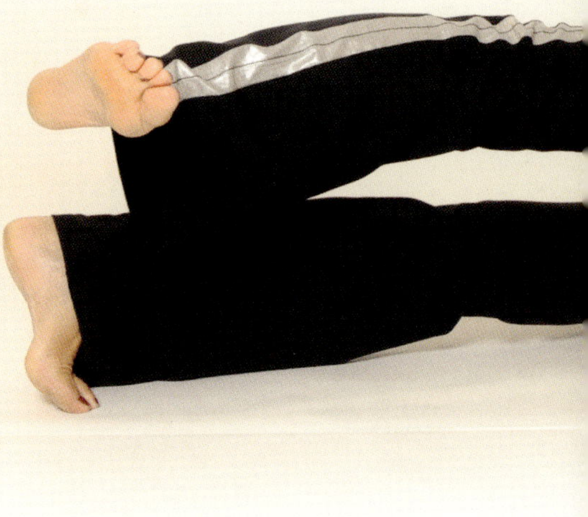

Tipp: *Brustkorb und Lendenwirbel gehen gerne in die entgegengesetzte Richtung! Gut stabilisieren! Beinhöhe nicht verlieren. Mit Ellenbogen Kontakt zu Schultergürtel und Kraftzentrum unterstützen und nicht verlieren. Atmung vertieft die Bewegung!*

Side Lying Kick Front

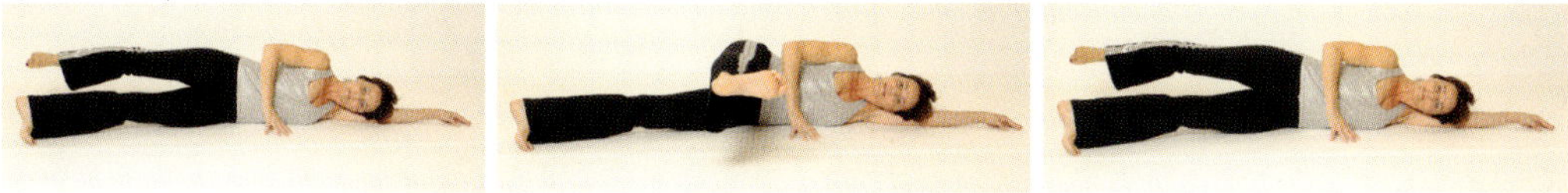

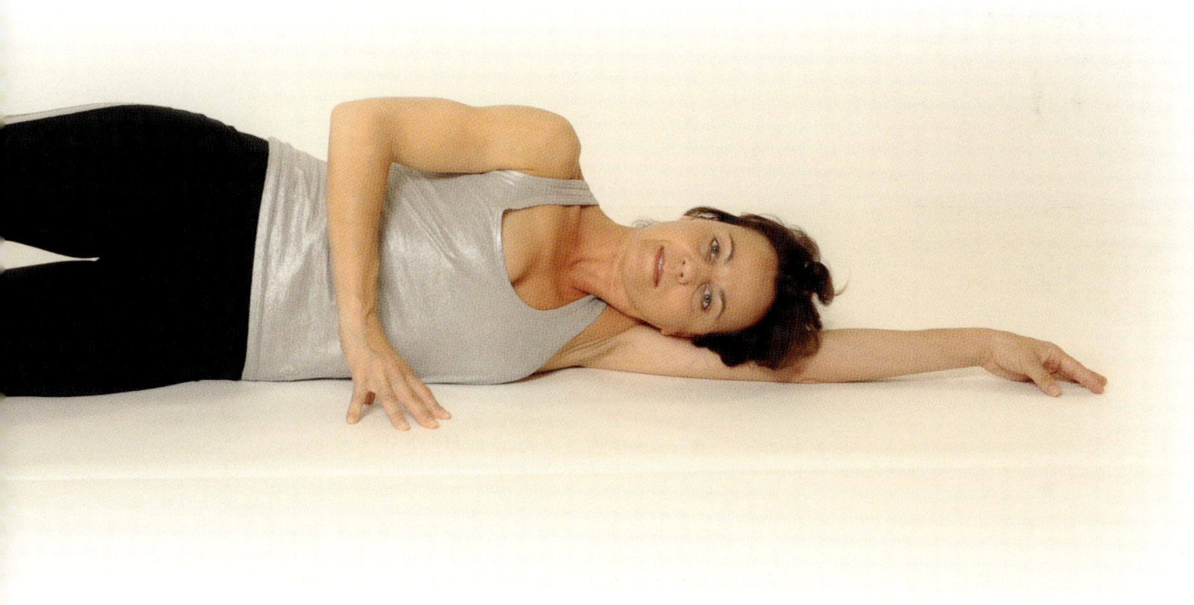

Dehnt und stärkt Hüften, Gesäß und Oberschenkelmuskulatur, regt den Stoffwechsel durch intensive Aktivierung der Powerhouse-Muskulatur an, wirkt positiv auf das gute Aussehen.

Vorbereitung

Seitlage: Beide Beine locker angewinkelt. Kopf liegt auf dem unteren, gestreckten Arm, der andere Arm stützt sich vor dem Brustbein ab, der Oberarm berührt den Brustkorb nicht.

Atmung

Einatmen: beim Dehnen/Strecken des gestreckten Beines nach hinten

Ausatmen: beim Nach-vorne-Bringen des gebeugten Beines, beim Beugen der Knie

Übungsbeschreibung

Oberes Bein nach unten ausstrecken. Fußsohle strecken. Oberes Bein auf Hüftgelenkshöhe heben. Das Bein nach hinten strecken – ohne dass das Becken kippt –, das Knie beugen, während der Oberschenkel stabil bleibt. Das in sich gebeugte Bein nach vorne bringen, ohne dass das Becken kippt und die Lendenwirbel sich bewegen. Nun das Knie strecken, Fußsohle heranziehen. Wieder keine Bewegung mit Becken und Lendenwirbeln. Das gestreckte Bein nach hinten in die Dehnung führen, ohne an Höhe zu verlieren.

Beim Strecken des Beines nach hinten: Obere Hand zur Kontrolle auf Beckenschaufel legen. Beim Ausstrecken des Beines nach vorne: Hand auf den Oberschenkel legen, um damit die Bewegung exakt im Kniegelenk zu führen und zu gewährleisten, dass der Oberschenkel sich nicht bewegt! Dadurch intensivieren Sie den Dehnungseffekt!

4–6 x je Seite/beide »Fahrt« richtungen

Körperausrichtung

Powerhouse

Konzentration

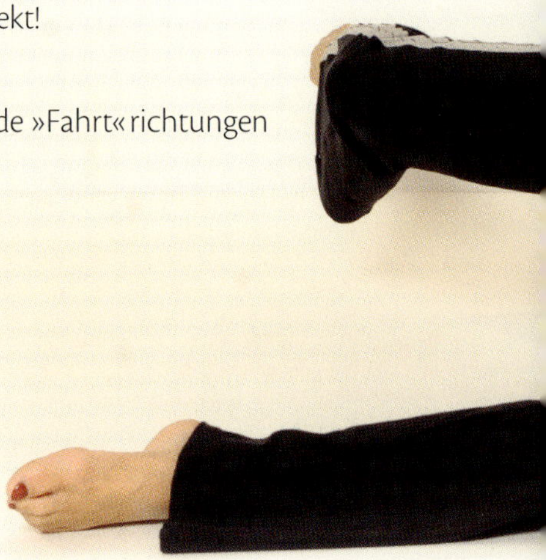

Tipp: *Dieses Radfahren ist sehr anspruchsvoll und wirksam. Fahren Sie immer konzentriert und mit einem Lächeln.*

Bicycle

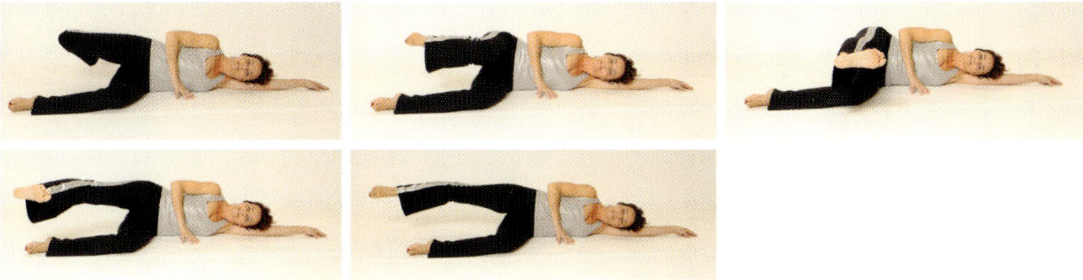

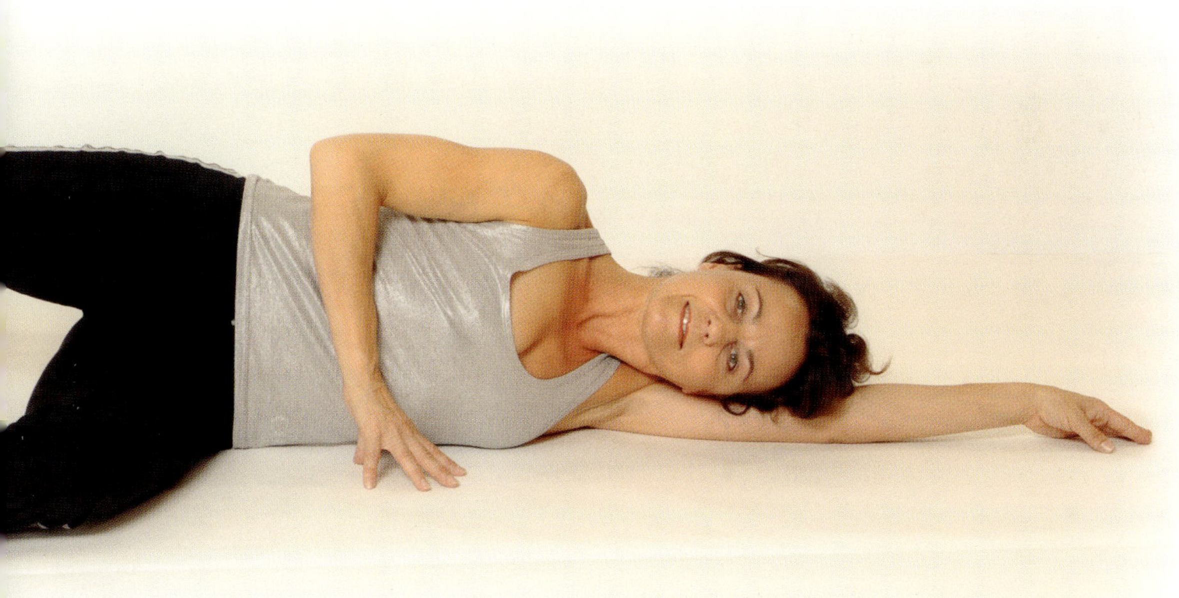

Sehr anspruchs- und wirkungsvolle Dehnung und Straffung der Bein-, Becken- und Rückenmuskulatur, trainiert Powerhouse, Koordinationsfähigkeit und Haltungsstabilität.

Vorbereitung

Seitlage: Beide Beine locker angewinkelt. Kopf liegt auf dem unteren, gestreckten Arm, der andere Arm stützt sich vor dem Brustbein ab, der Oberarm berührt den Brustkorb nicht. Beine locker nach diagonal vorne (ca. 15–20°) ausstrecken. Beide Beine in Turn-out-Position bringen (Pilates-V), Füße strecken, die Fersen berühren einander.

Atmung

Ruhig und gleichmäßig atmen.

Übungsbeschreibung

Vorwärts: Oberes Knie beugen, die gestreckten Zehen gleiten am Unterschenkel des unteren Beines entlang bis ca. auf Kniehöhe, dann das Knie strecken, ohne den Oberschenkel näher zum Oberkörper heranzuziehen. Fuß flexen und dann das gestreckte Bein absenken. Fuß strecken.

Einatmen: Knie strecken, Fuß flexen

Ausatmen: Bein absenken, Fuß strecken, Knie beugen

Rückwärts: Gestrecktes Bein mit geflextem Fuß Richtung Decke heben. Fuß strecken, Knie beugen, ohne den Oberschenkel aus seiner Position zu bewegen. Dann gleiten die Zehenspitzen am Unterschenkel entlang, Knie wird dabei gestreckt, Fuß flexen.

Einatmen: gestrecktes Bein heben, Fuß strecken

Ausatmen: Knie beugen, Bein strecken, Fuß flexen

4–6 x je Richtung/Seite

Körperausrichtung

Ruhige Atmung

Powerhouse

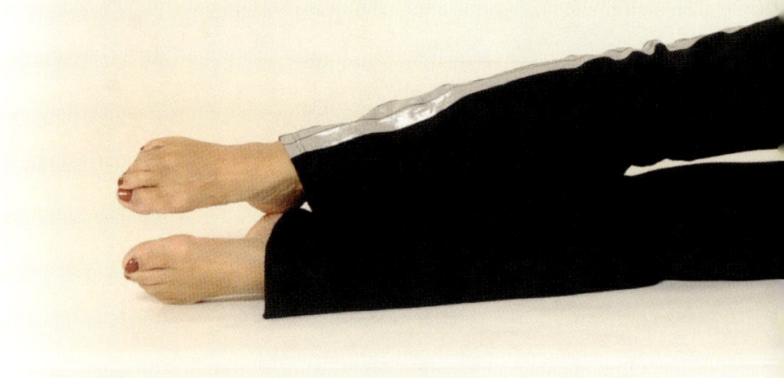

Tipp: *Visualisieren Sie die Bewegung aus dem Hüftgelenk – dadurch wird diese exakter. Durch die Turn-out-Position der Beine kippt das Becken leicht nach hinten: Kontrollieren Sie dieses »minimale« Kippen! Der obere Arm hat Stabilisierungsaufgabe.*

Passée Développée

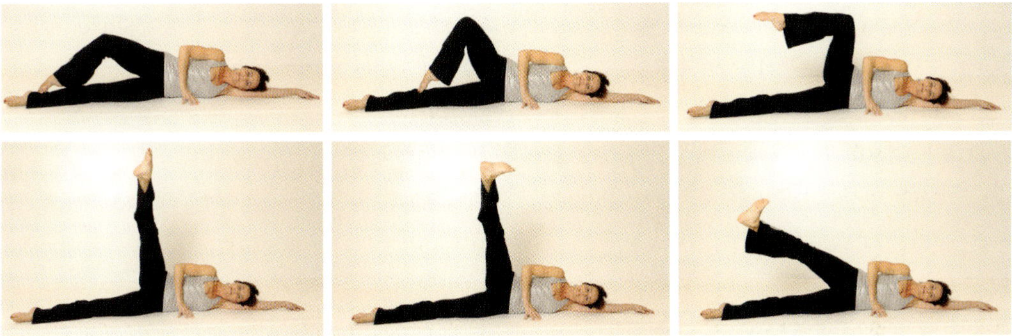

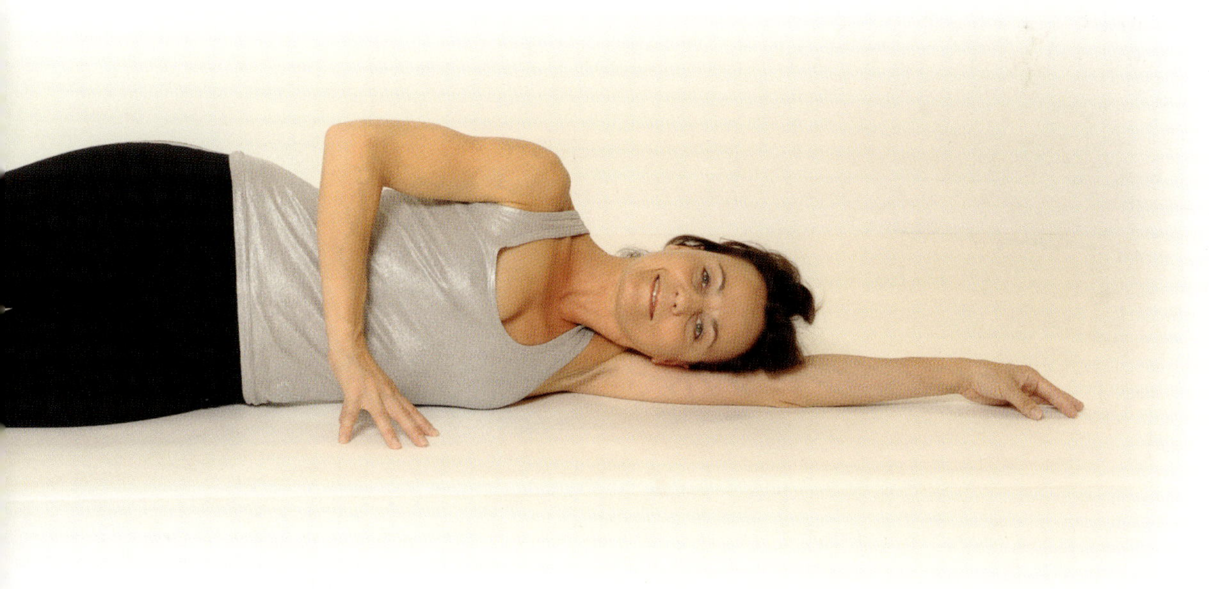

Fördert die Beweglichkeit der Schultergelenke, stärkt den Rücken, günstig für die Balance. Kann bei älteren Menschen günstig auf die sexuelle Leistungsfähigkeit und Libido wirken.

Vorbereitung

Sitzen Sie natürlich aufgerichtet auf einem Stuhl oder im Schneidersitz am Boden. Hände auf den Schulterkappen: Finger nach vorne unten und Daumen nach hinten gerichtet.

Atmung

Ausatmen (durch die Nase): beim Vorwärtspendeln

Einatmen (durch die Nase): beim Rückwärtspendeln

Übungsbeschreibung

Oberkörper sanft nach vorne und hinten pendeln. Zum Abschluss einatmen, Atem anhalten und die Aufmerksamkeit auf Ihre Wirbelsäule richten. Sanft ausatmen und lächeln.

Dauer: 2 Minuten

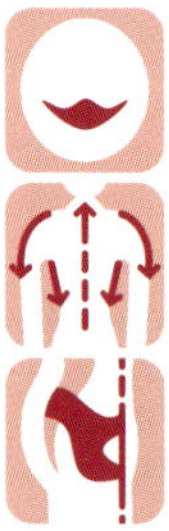

Lockere Kiefergelenke

Entspannte Schultern

Neutrales Becken

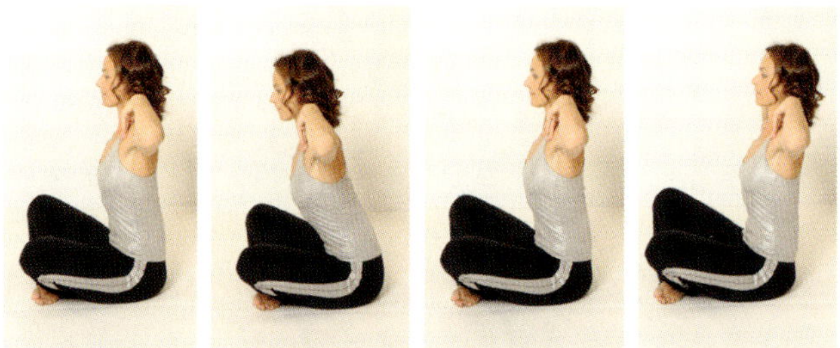

Tipp: *Mit dieser Übung vitalisieren Sie Ihre Wirbelsäule und bringen Ruhe in Ihre Gedanken.*

Oberkörper-Wiege

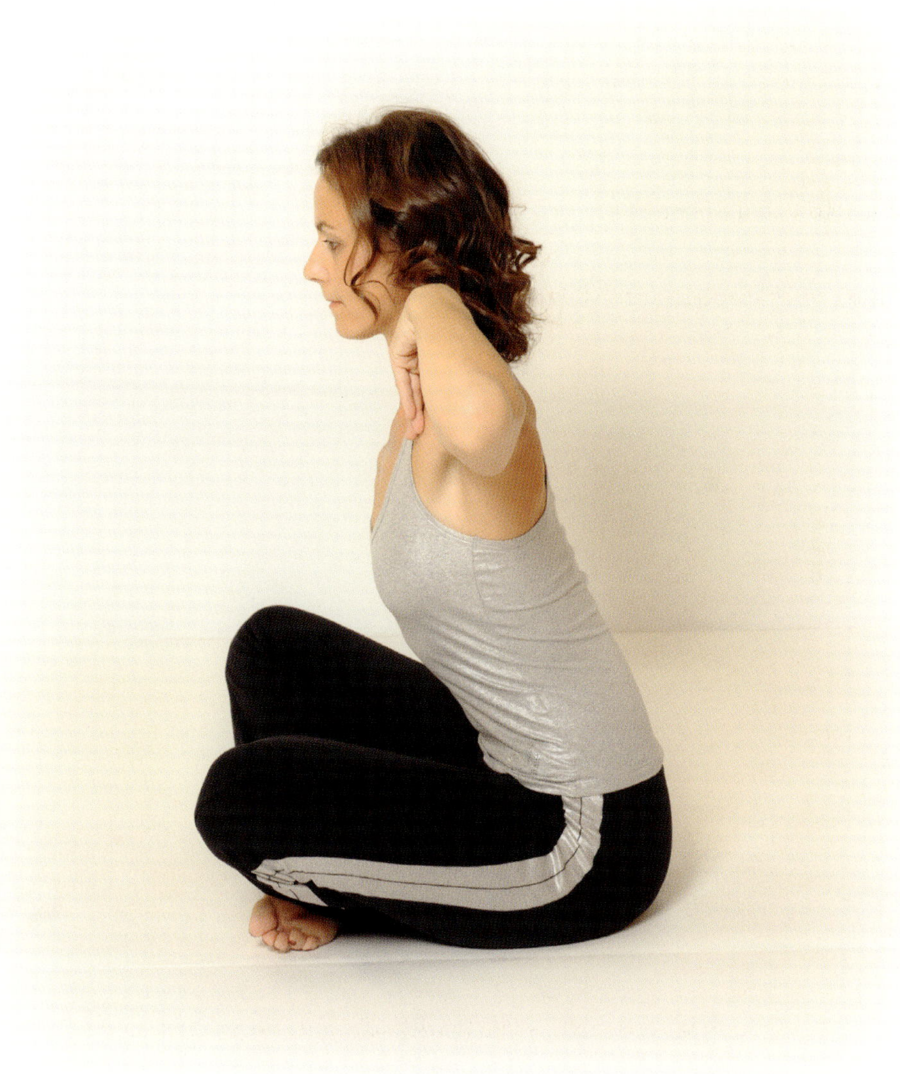

Macht den Bauch flach und entspannt den oberen Rücken. Ermöglicht durch die natürliche Ausrichtung der Arm- und Beinachsen sowie die Belebung der Hüft- und Schultergelenke, aufrechter zu stehen und zu sitzen.

Vorbereitung

Rückenlage: Beine abgehoben in Chair-Position, Hände auf den Kniescheiben, Ellenbogen gebeugt, leicht nach unten und außen gerichtet.

Atmung

Einatmen: beim Zurückziehen des ausgestreckten Beines bei gleichzeitigem Handwechsel

Ausatmen: beim Strecken des Beines

Übungsbeschreibung

Oberkörper hochrollen, gleichzeitig das rechte Bein auf 45° nach vorne ausstrecken, Fuß gestreckt. Linke Hand auf die Außenseite der linken Wade legen, rechte Hand oberhalb der Kniescheibe mit nach außen gerichteten Fingerspitzen platzieren.

Bein- und Armwechsel: Rechte Hand an die Außenseite der rechten Wade, linke Hand an die Oberseite der Kniescheibe legen. Oberkörper bleibt hochgerollt, Schultern nicht hochziehen. Stellen Sie sich vor, Sie wollen mit Ihren Beinen etwas heranziehen und gleichzeitig etwas wegschieben. Dadurch bleibt die Muskulatur Ihrer Beine ganzheitlich aktiviert und Sie vertiefen den Effekt der Übung.

Variante

Zweimal ausatmen, gleichzeitig jeweils rechtes und linkes Bein strecken. Zweimal einatmen, jeweils rechtes und linkes Bein strecken.

6–8 x je Bein

Neutrales Becken

Powerhouse

Ruhige Atmung

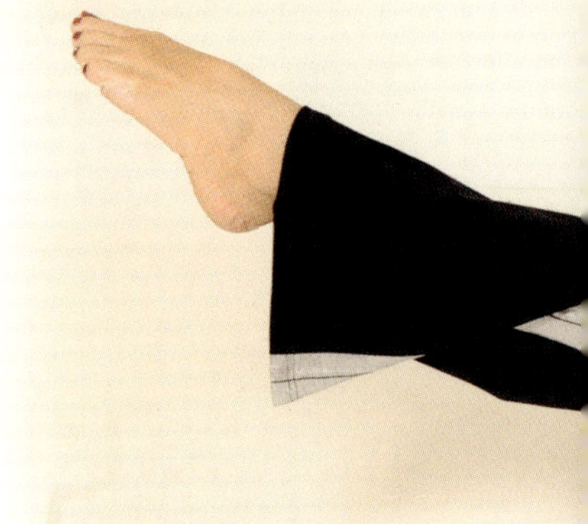

Tipp: *Stellen Sie sich vor, zwei Bildbände liegen auf Ihrem Bauch und helfen Ihnen, die Bauchdecke nach innen zu ziehen.*

Single Leg Stretch

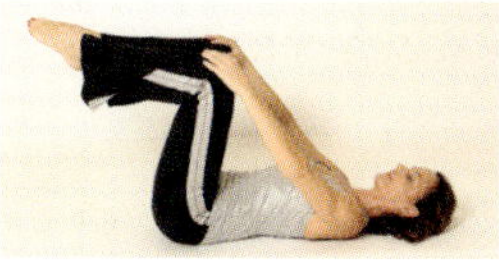

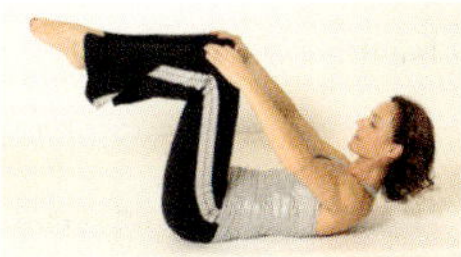

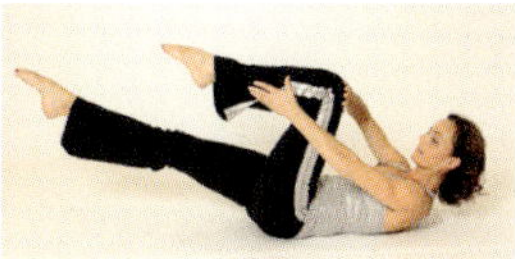

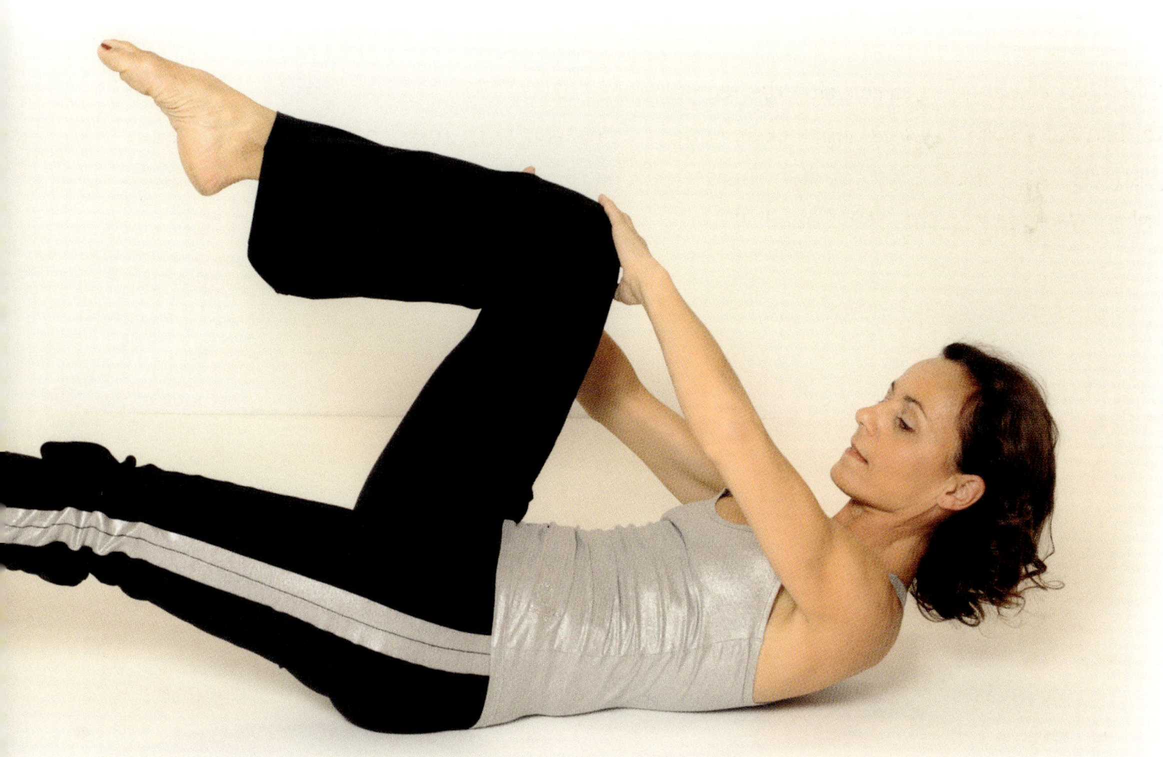

Hübsche Arme und Beine durch sanfte Dehnung, besseres Durchatmen und dynamische Körpermitte durch aktivierte Hüft- und Schultergelenke. Kräftigt Powerhouse, Becken-, Bein- und Nackenmuskulatur.

Vorbereitung

Rückenlage: Beine abgehoben in Chair-Position, Füße zusammen, Knie schulterbreit geöffnet, Hände auf den Kniescheiben, Ellenbogen gebeugt, leicht nach unten und außen gerichtet. Oberkörper hochgerollt.

Atmung

Einatmen: beim Strecken der Beine und Arme
Ausatmen: beim Beugen und Zurückbringen der Beine und Arme

Übungsbeschreibung

Beine ausstrecken, im Turn-out bleiben, gleichzeitig beide Arme seitlich über den Kopf nach schräg oben strecken. Den Vorgang rasch ausführen.
Beim Zurückkommen langsam die Knie beugen und die Arme über einen Halbkreisbogen seitlich nach vorne zurückbringen. Hände wieder auf die Kniescheiben legen.

4–8 x wiederholen

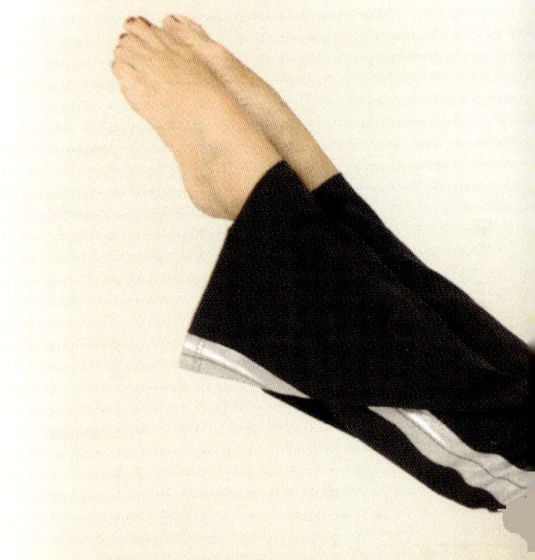

Powerhouse

Entspannte Schultern

Ruhige Atmung

Tipp: *Oberarme sinken anfangs nicht unterhalb der Ohren ab, da sonst das Hochgerollt-Halten des Oberkörpers schwierig wird! Die Beine nur so weit nach vorne absenken, dass der untere Rücken nicht hochgehoben wird.*

Double Leg Stretch

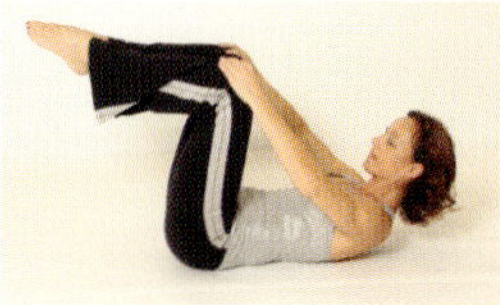

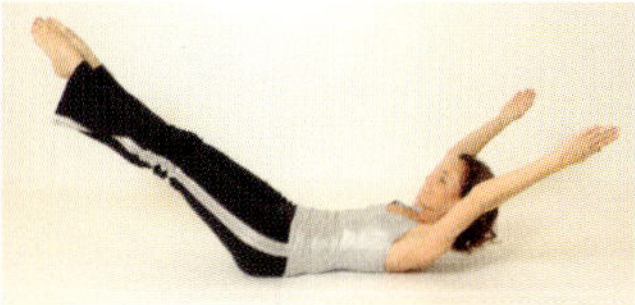

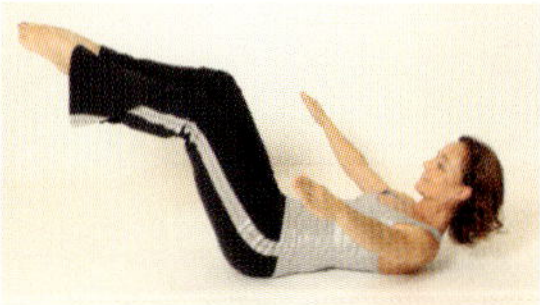

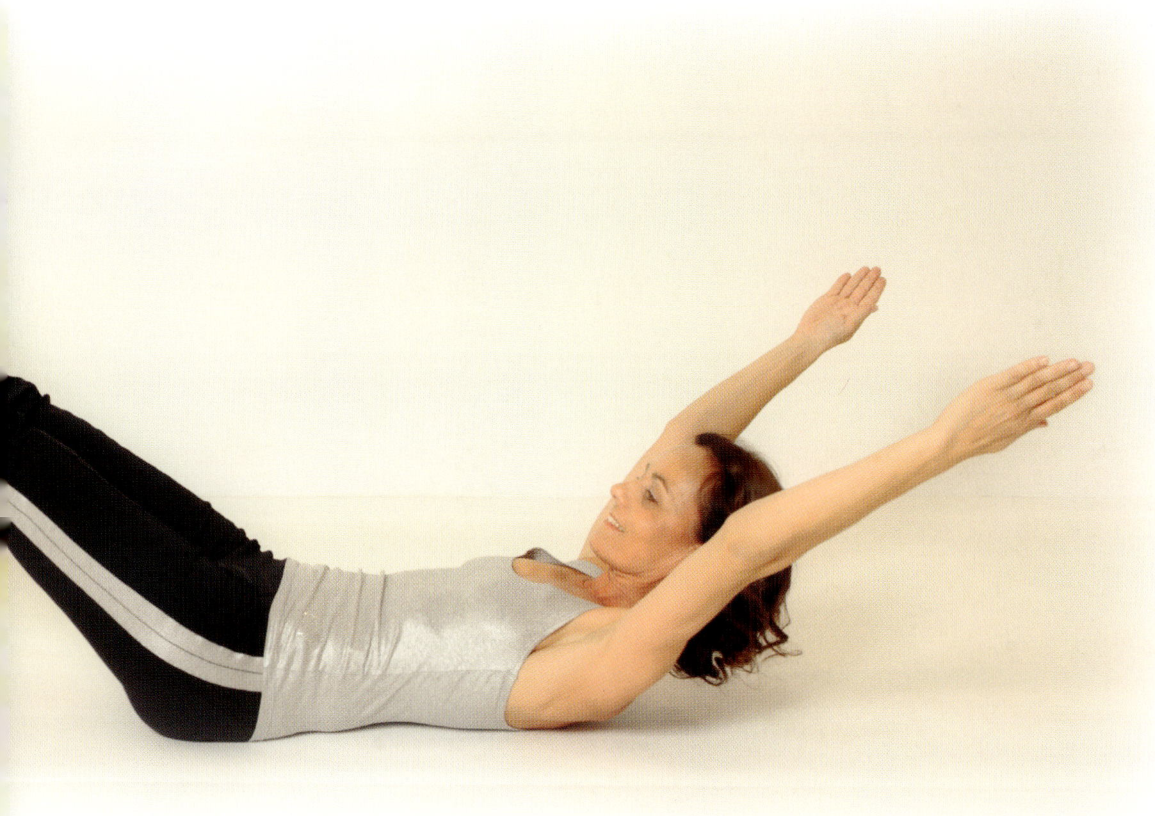

Strafft die hinteren Oberschenkel durch nachhaltige Dehnung, modelliert Bauch und Taille und erleichtert eine geschmeidige Bewegung durch Training der Koordination, der Stabilität und des Powerhouse.

Vorbereitung

Rückenlage: Beine abgehoben in Chair-Position, Hände auf den Kniescheiben, Ellenbogen gebeugt, leicht nach unten und außen gerichtet. Oberkörper hochgerollt.

Atmung

Einatmen: beim Wechsel der Beine

Ausatmen (zweimal): beim Näher-Heranziehen des oberen Beines zum Oberkörper

Schritt 1: näher

Schritt 2: noch näher

Übungsbeschreibung

Beine strecken. Ein Bein auf ca. 45° absenken, das zweite Bein wird mit beiden Händen von außen locker an der Wade umfasst. Das obere Bein in zwei Schritten langsam näher ziehen. Die Arme dürfen unterstützen. Beide Knie bleiben unbedingt gestreckt.

Wechsel zum anderen Bein.

4–8 x je Bein

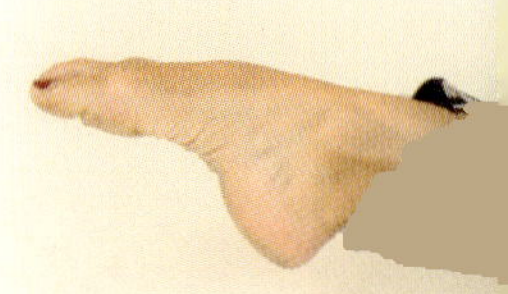

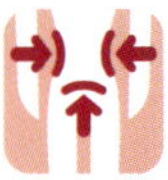 Powerhouse

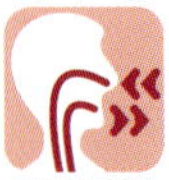 Ruhige Atmung

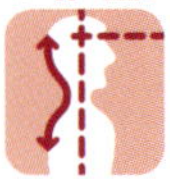 Entspannter Nacken

Tipp: *Die hochgerollte Oberkörperposition beibehalten. Das vordere Bein nur so weit heranziehen, dass der untere Rücken nicht auf den Boden gedrückt wird. Oberkörper wird nicht extra über Armkraft hochgehoben.*

Scissors

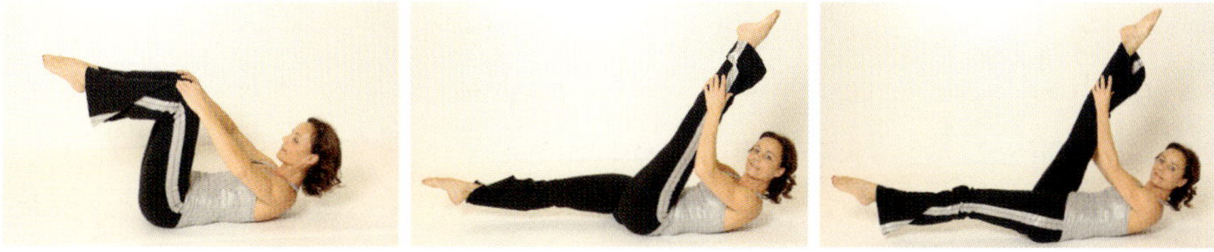

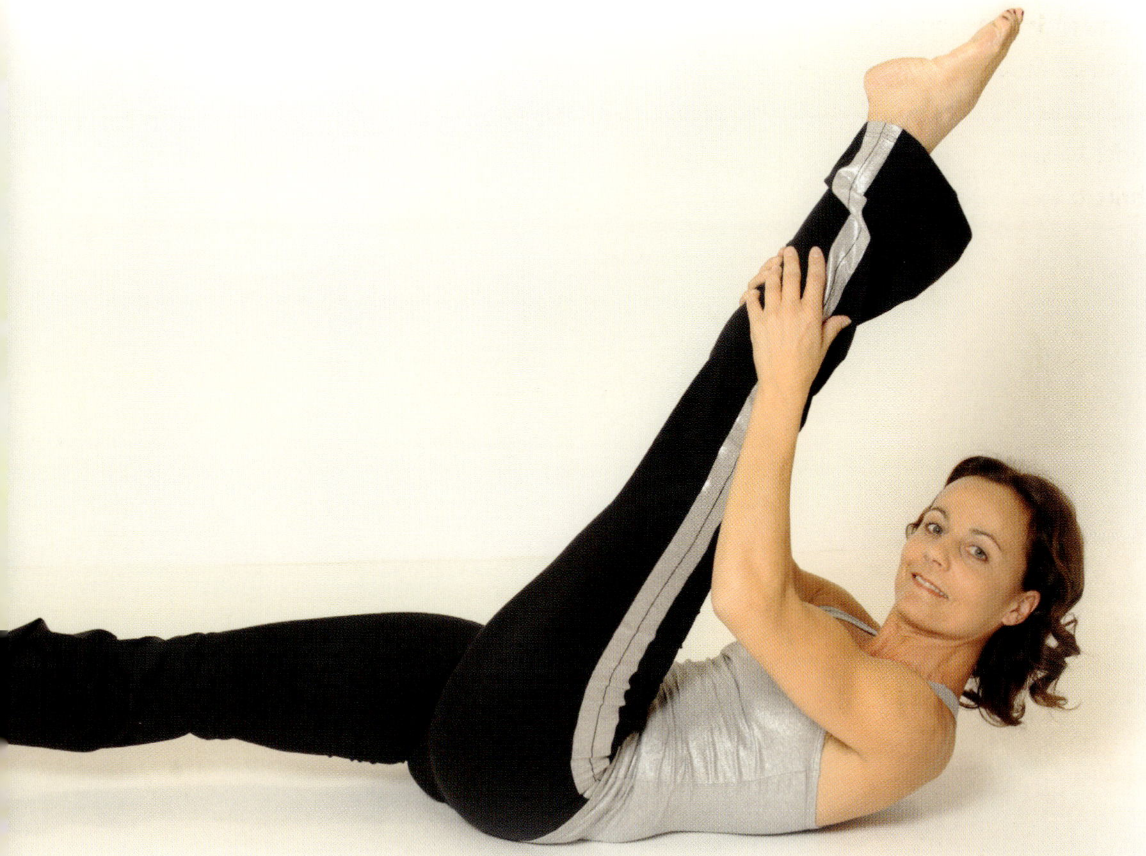

Schlanke und elastische Taille durch trainierte obere und untere Bauchmuskulatur, strafft Nacken und hintere Oberschenkel durch wirksame Dehnung – eine Herausforderung für Profis!

Vorbereitung

Rückenlage: Beine abgehoben in Chair-Position, Beininnenkanten zusammen. Hände hinter dem Kopf, Finger verschränkt, Oberkörper hochgerollt. Ellenbogen im Augenwinkel sichtbar halten.

Atmung

Einatmen: beim Heben der Beine
Ausatmen: beim Absenken der Beine

Übungsbeschreibung

Oberkörper gut abgehoben halten. Beide Beine absenken und wieder heben.
Beine nur so weit absenken, dass das Becken nicht kippt und der untere Rücken und der Oberkörper nicht abgehoben werden. Hinterkopf und Hände mit leichtem und konstantem Druck und Gegendruck halten. Ellenbogen nicht absinken lassen.

4–8 x wiederholen

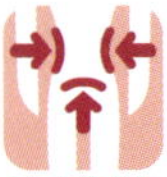 Powerhouse

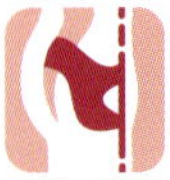 Neutrales Becken

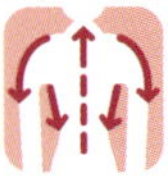 Entspannte Schultern

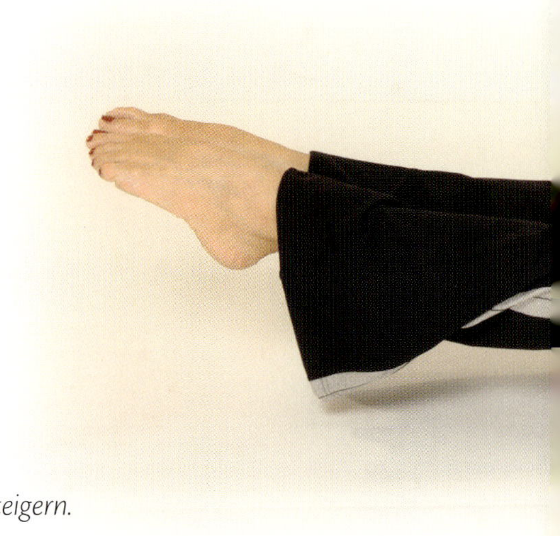

Tipp: *Langsam Hebel je nach Kraft und Tagesverfassung steigern.*

Double Leg Lift

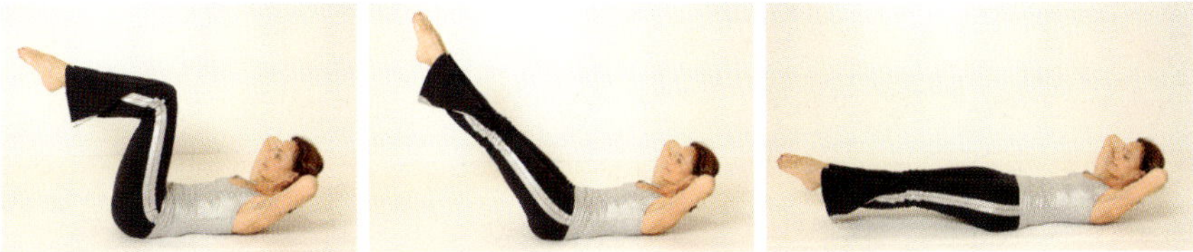

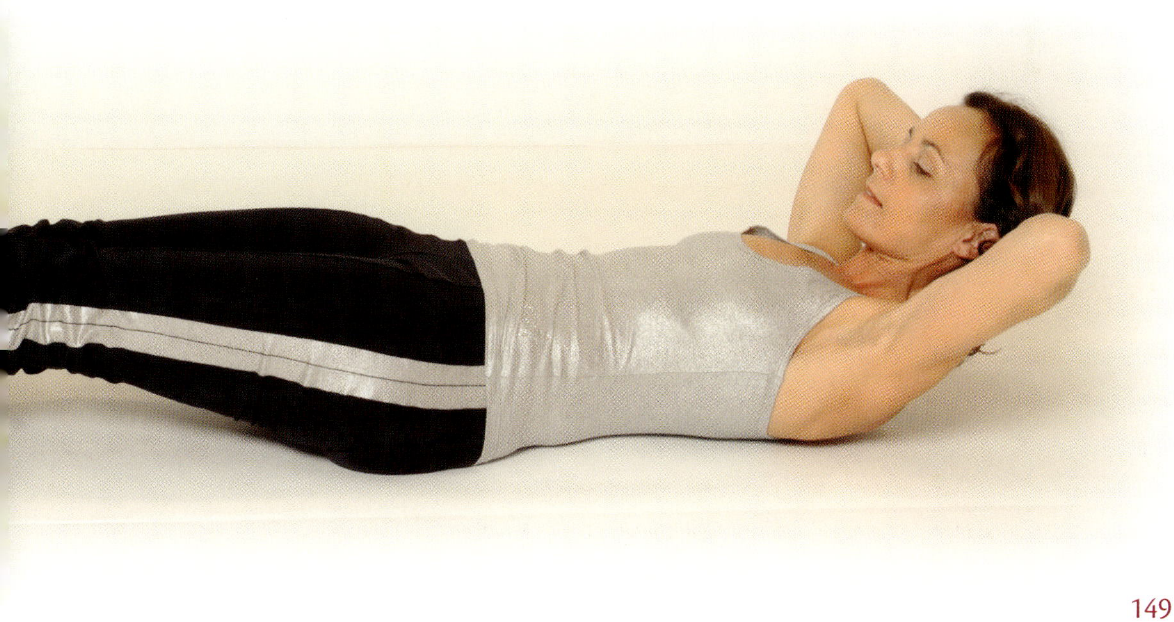

Unterstützt durch Aktivierung der diagonal wirkenden Bauchmuskeln anmutige Beweglichkeit im Schulter- und Taillenbereich, vitalisiert Powerhouse, Nacken, Rücken und hintere Oberschenkel – sehr anspruchsvoll!

Vorbereitung

Rückenlage: Beine abgehoben in Chair-Position, Beininnenkanten zusammen. Hände hinter dem Kopf, Finger verschränkt, Oberkörper hochgerollt. Ellenbogen im Augenwinkel sichtbar halten.

Atmung

Einatmen: beim Zurückziehen des ausgestreckten Beines, beim Zurückdrehen des Oberkörpers

Ausatmen: beim Strecken des Beines, beim Drehen des Oberkörpers

Übungsbeschreibung

Rechtes Bein ca. 45° nach vorne ausstrecken, gleichzeitig linkes Bein etwas zum Oberkörper heranziehen und die rechte Achsel weiter hinauf und hinüber zur linken Kniescheibe heben. Ellenbogen offen halten. Oberkörper zurückdrehen, nicht absenken. Gleichzeitig das rechte Bein zurückziehen und das linke ausstrecken. Oberkörper nach rechts hinauf- und hinüberdrehen.

4–8 x je Seite

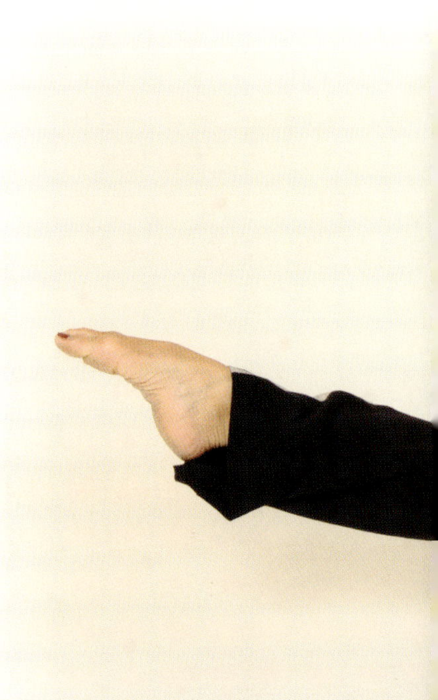

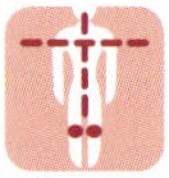
Körperausrichtung

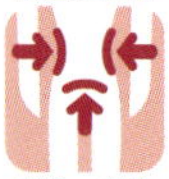
Powerhouse

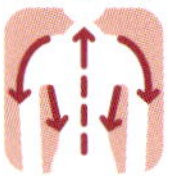
Entspannte Schultern

Tipp: *Stellen Sie sich kleine Helferlein an Ellenbogen und Fußspitzen vor, die zart und konstant in die jeweilige Richtung ziehen. So schaffen Sie es, die Bewegung mit bestem Effekt auszuführen und Ihre Muskulatur räumlich zu verwenden.*

Oblique Single Stretch

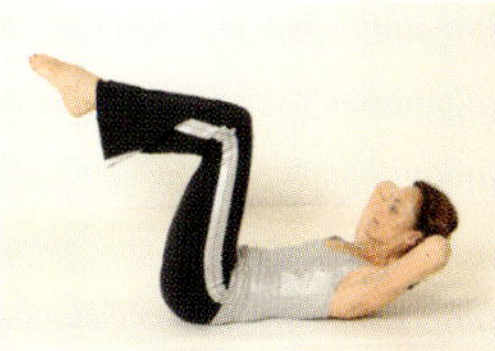

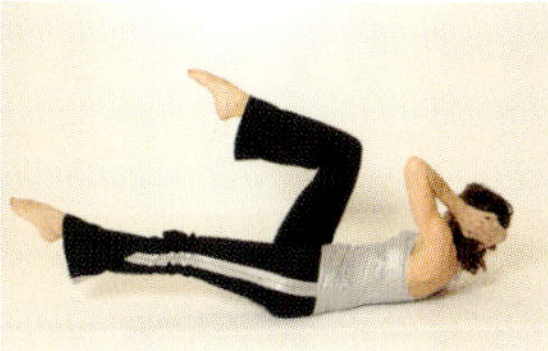

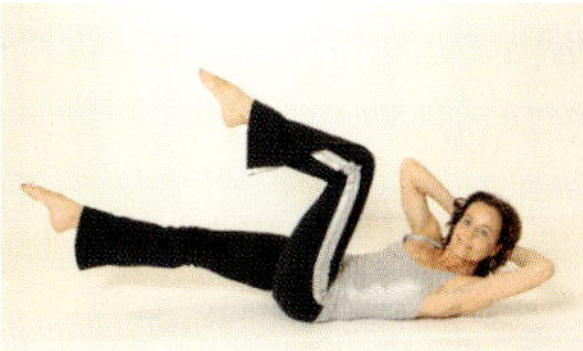

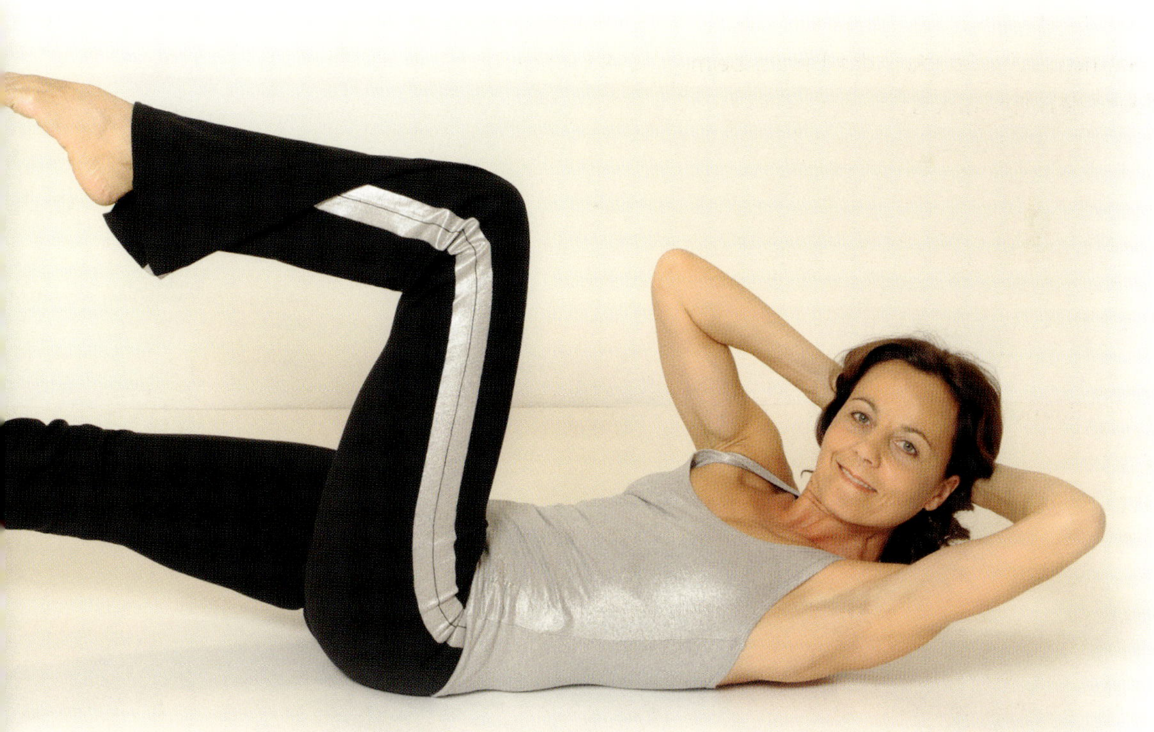

Joseph Pilates – Beweger, Pionier, Erfinder

In kurzer Hose durchs Schneegestöber. Die kurz gefasste Lebensgeschichte eines bemerkenswerten Mannes.

Der Vater ein attraktiver Grieche und erfolgreicher Leistungsturner, die Mutter eine außergewöhnliche deutsche Heilpraktikerin. Der kleine Joseph hatte Stress und Asthma. Sicher auch, weil die Luft in der Lebensumgebung der Pilates-Familie, dem Ruhrgebiet, in den 1880er-Jahren ziemlich schlecht war. Die Eltern motivierten ihn zu Atemübungen und Gymnastik – mit Erfolg. Bereits als Teenager hatte Pilates einen Körper, mit dem er für Anatomiebücher Modell stehen konnte. Mit 20 tourte er als Vorzeigeathlet und Preisboxer durch Deutschland und England. Im Ersten Weltkrieg arbeitete er als Therapieassistent in einem Internierungslager. Gefangene, die mit ihm trainierten, überlebten die Spanische Grippe, während viele andere daran starben. In der Zwischenkriegszeit arbeitete Pilates als Trainer in Hamburg. In dieser Zeit lernte er interessante und prominente Bewegungstalente wie Max Schmeling (Boxweltmeister) und Rudolf von Laban (Begründer des deutschen Ausdruckstanzes) kennen. In den 1920er-Jahren übersiedelte er nach New York. Sein Wissen, sein Charisma und seine Kontakte zu SportlerInnen und TänzerInnen machten ihn rasch bekannt und zu einem gefragten Experten.

Joseph Pilates trat schon damals den Beweis an, dass auch in Zeiten wirtschaftlicher Depression Bewegung und körperliche Fitness zum persönlichen Gegensteuern dienen können. Immerhin geriet der Pionier mit seinen Ideen direkt ins zeitliche und geografische Zentrum der Weltwirtschaftskrise der 1920er-Jahre. Diese tat seinem Siegeszug keinen Abbruch – tröstlich auch in unserer heutigen, krisenreichen Zeit.

Pilates positionierte sich erfolgreich als Trainer für KünstlerInnen und Geschäftsleute. Er arbeitete in seinem New Yorker Studio mit namhaften Tänzern wie Ted Shawn und erfolgreichen Managern. Er trainierte auch Gruppen bis zu zwölf TeilnehmerInnen in freier Natur. In seiner Arbeit verknüpfte er Atemübungen, durchaus gängige Gymnastikübungen, ausgewählte Balanceübungen aus dem Tanz und Koordinationsübungen aus dem Kampfsport. Pilates' Trainingsprogramme bewirkten erstaunliche Haltungsverbesserungen bei seinen Schützlingen. Diese steigerten eindrucksvoll ihre Koordinations- und Konzentrationsfähigkeit bei anspruchsvollen Übungen.

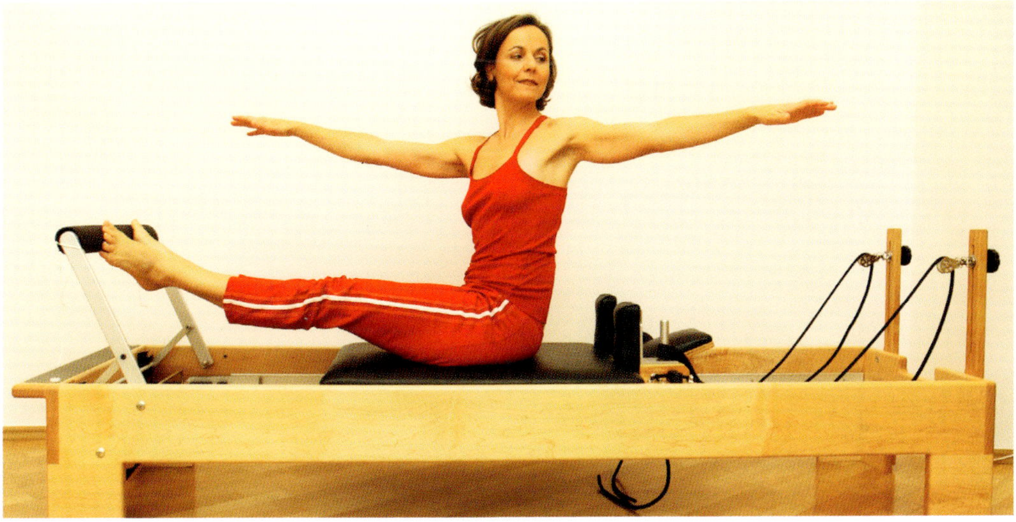

Heute weit verbreitet sind die von Pilates für das Leistungstraining entwickelten großen Geräte wie der »Reformer«.

Pilates war sicher auch eines der ersten großen Genies im »Ego-Marketing«. So förderte er geschickt seine Bekanntheit und seine Person als Markenbegriff. Er joggte im Winter mit kurzen Hosen durch die verschneiten Straßen, trainierte im Schnee und ließ sich dabei fotografieren. Er dokumentierte die Trainingserfolge seiner Kunden und seine Arbeit in zahlreichen Aufnahmen. Seine Arbeit beschrieb er 1934 in zwei Manuskripten.

Pilates verwirklichte seinen Traum und wurde Vorbild, Entwickler und Lehrer in einer Person. Viele seiner Übungen und Ideen werden heute weltweit genützt. Die Zahl der Menschen, die nach Pilates trainieren, wächst jährlich.

Doch er erfand und entwickelte auch eine Reihe von Trainingsgeräten. Viele davon sind noch heute im Einsatz, wobei natürlich im Lauf der Zeit Werkstoffe und Design dem aktuellen Stand der Technik angepasst wurden (siehe Foto).

Bemerkenswert sind aber vor allem auch die kleinen Pilates-Erfindungen wie Atem-, Handgelenks- und Zehentrainer (Toe Corrector) oder der Balance- und Fußkorrektor. Gerade diese kleinen Trainingshilfen zeigen, wie wichtig für Pilates der ganzheitliche Trainingsansatz war. So schulte Pilates aber auch die Körperwahrnehmung seiner Schüler. Diese konnten mit Hilfe der schlauen Trainingshelfer ihre oft jahrelang vernachlässigten Körperregionen wieder vitalisieren. Pilates hatte die Vision, seine Schüler mit Kopf und Körper und, im wahrsten Sinne des Wortes, »vom Kopf bis zu den Zehen« zu trainieren. Das gelang ihm auch – wie es seinen SchülerInnen bis heute gelingt.

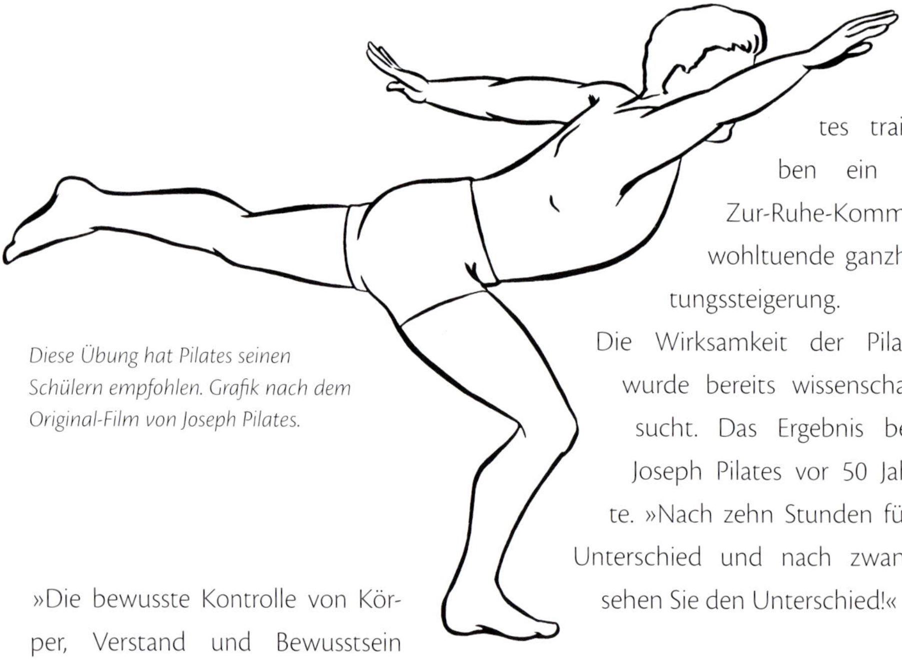

Diese Übung hat Pilates seinen Schülern empfohlen. Grafik nach dem Original-Film von Joseph Pilates.

»Die bewusste Kontrolle von Körper, Verstand und Bewusstsein (Body, Mind and Spirit) ist der Schlüssel zu unserer Gesundheit.« (Joseph Pilates)

Kurz gefasst

Beim Pilates-Training werden Atmung und Bewegungen aufeinander abgestimmt (Koordination). Das Ziel dabei ist die Steigerung körperlicher Leistungen durch konzentrierte Aufmerksamkeit (Konzentration). Atmung, Bewegung und Konzentration begünstigen die Balance des Körpers auf seinen natürlichen Achsen (Zentrierung). Der fließende Wechsel von Muskelanspannung und -entspannung fördert die Wiederherstellung des Muskelgleichgewichtes. Das befreit von sorgenvollen Alltagsgedanken und Stress. So entsteht eine gute Grundlage für ein anspruchsvolles, wirksames Training. Menschen, die nach Pilates trainieren, erleben ein angenehmes Zur-Ruhe-Kommen und eine wohltuende ganzheitliche Leistungssteigerung.

Die Wirksamkeit der Pilates-Methode wurde bereits wissenschaftlich untersucht. Das Ergebnis bestätigt, was Joseph Pilates vor 50 Jahren erkannte. »Nach zehn Stunden fühlen Sie den Unterschied und nach zwanzig Stunden sehen Sie den Unterschied!«

Die strenge Wissenschaft über Pilates

»Was bringen 20 Stunden Pilates-Training, verteilt über 10 Wochen, wirklich?« Die Sportwissenschaftlerin Irene Heider veröffentlichte dazu im November 2007 die erste Pilates-Studie in deutscher Sprache*.

Dabei wurde untersucht, ob und in welchem Ausmaß Pilates-Training die Maximalkraft, die Ausdauerleistung und die Koordinationsfähigkeit der Bauchmuskulatur verbessern kann. Elf Teilnehmerinnen haben in einer Gruppe 20 Stunden lang trainiert. Der Studienzeitraum betrug zehn Wochen, in denen jeweils zwei Trainingseinheiten zu 60 Minuten absolviert wurden.

* Die Übungen für die Studie wurden von der Autorin dieses Buches ausgewählt. Trainiert wurde in Wien im Rebase-Studio (www.rebase-wien.at) und in der Pilates-Akademie (www.pilates.at).

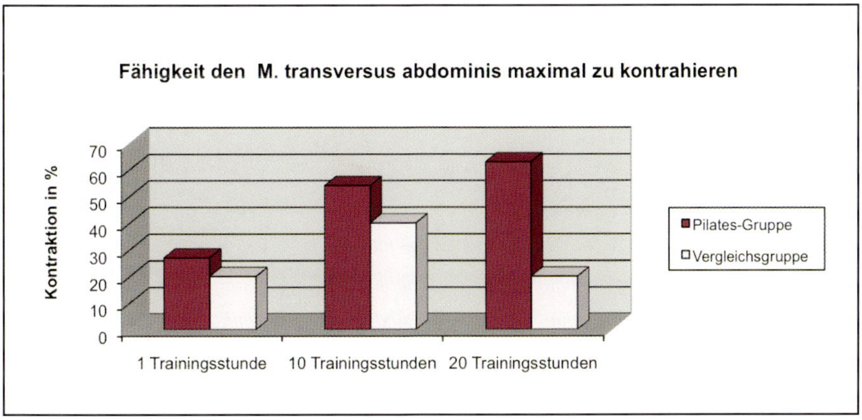

Das Diagramm zeigt die Veränderung der Maximalkraft der tiefen Bauchmuskulatur (M. transversus abdominis). Bitte beachten Sie die Steigerung in der Trainingsgruppe von 27 Prozent von der ersten Pilates-Stunde auf 63 Prozent nach der zwanzigsten Trainingsstunde. Die roten Balken veranschaulichen die Messergebnisse der Pilates-Gruppe.

Die Werte der nicht trainierenden Vergleichsgruppe sind rosa dargestellt. Bei der nicht trainierenden Vergleichsgruppe ist die Fähigkeit, den quer liegenden Bauchmuskel zu kontrahieren, nach 20 Stunden genauso gering wie vor der ersten Messung (20 Prozent).

Ausgewertet wurden die Trainingsergebnisse der Teilnehmerinnen. Durchschnittsalter 40, 55 Jahre, Durchschnittsgröße 166,27 cm.

Die Vergleichsgruppe, die nicht Pilates trainierte, war durchschnittlich fünf Jahre jünger, annähernd gleich groß und im Schnitt um 15 kg leichter.

In der Studie konnte auch nachgewiesen werden, dass sich bei der Pilates-Gruppe die Koordinationsfähigkeit der Bauchmuskulatur (um 65 Prozent) und die Ausdauerleistung (um 10 Prozent) verbesserte.

Vor Beginn der Studie wurden die Teilnehmerinnen befragt, mit welchen Erwartungen sie das Pilates-Training beginnen. Drei Teilnehmerinnen gaben an, eine Verbesserung der Haltung, eine Stärkung der Muskulatur und eine Verbesserung des allgemeinen Wohlbefindens zu erwarten. Zwei gaben an, eine Verbesserung ihrer Beweglichkeit zu wünschen. Weitere Teilnehmerinnen wollten abnehmen, eine stärkere Körpermitte, Entspannung der Wirbelsäulen-Muskulatur, ein verbessertes Körperempfinden und eine Verbesserung der Fitness erreichen.

Um die Richtigkeit des Pilates-Zitats »Nach zehn Stunden fühlen Sie den Unterschied« zu überprüfen, wurden die TeilnehmerInnen der Pilates-Gruppe nach 20 Trainingsstunden befragt, ob ihre Erwartungen erfüllt wurden. 81,8 Prozent der Teilnehmerinnen gaben an, dass sich ihre Erwartungen erfüllt hätten.

Antworten auf die Frage:

»Haben sich Ihre Erwartungen erfüllt?«

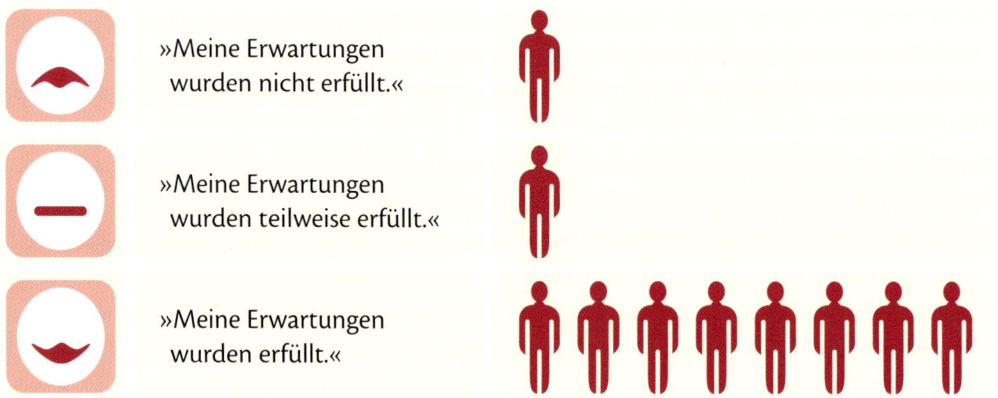

Hier noch ein Zitat aus der Studie: »Diese (...) Ergebnisse zeigen, dass sich das durchgeführte Pilates-Training anhand der Verbesserungen gezielt auf die Aktivierung des M. transversus abdominis richtet, und dass das durchgeführte Pilates-Training die Kraftausdauer des M. transversus abdominis verbessert.« (Haider, Diplomarbeit; Download-Möglichkeit und Information zur Pilates-Studie: www.pilates.de)

Die Auswertung der Antworten zeigt eindrucksvoll: Gut klingende Versprechungen können manchmal auch wahr werden.

Am Start

Dank und Glückwunsch, liebe Leserin, lieber Leser: dafür, dass Sie Ihr Bewegungsbewusstsein und damit Ihr Bewegungsverhalten verbessern möchten!

Damit haben Sie bereits den ersten und wichtigsten Schritt gesetzt. Ihr Weg wird Ihnen zeigen, dass Ihr Körper ein kleines Universum ist, an dem Sie selbst sehr viel gestalten können. Ihr neues Körperbewusstsein wird Ihnen Wohl- oder sogar Glücksgefühle vermitteln, ohne dass Sie Geld ausgeben, weite Reisen unternehmen oder Ihr ganzes Leben umkrempeln müssen.

Schon ein einfacher, bewusster Atemzug sorgt dafür, dass Sie sich und Ihre Umgebung anders wahrnehmen, dass Sie anders auftreten.
Das ist kein leeres Versprechen. Denn schließlich können Sie es – sozusagen im selben Atemzug – ausprobieren.

Mit großer Dankbarkeit denke ich an die vielen außergewöhnlichen Menschen, die mir bei diesem Buch geholfen haben.

» *Lenken Sie Ihre Aufmerksamkeit immer auf Ihr Körperzentrum.*
Achten Sie auf Ihre Stimme, wenn Sie sprechen.
Hören Sie Ihren Mitmenschen mit Ihrem Herzen zu. «

Sundao-Meister Jae-Sheen Yu

Literaturverzeichnis

Brötz, Doris, Michael Weller und Anne Bleick, *Ihr Aktivprogramm bei Bandscheibenleiden: Endlich wieder schmerzfrei. Dauerhaft belastbar bleiben. Gezielt zu den richtigen Übungen,* Stuttgart: Trias, 2006

Froböse, Ingo, *Das neue Rückentraining: Bewegung und Muskelstärkung statt Schonung. Abwechslungsreiche Übungen in 3 Intensitätsgraden. Extra: Rücken-Programm für den Alltag,* München: Gräfe & Unzer, 2006

Haider, Irene, *Die Steigerung der Aktivierung des Muskulus Transversus Abdominis durch Pilates-Training, Wien, Magisterarbeit zur Erlangung des Magistergrades der Naturwissenschaften am Zentrum für Sportwissenschaft und Universitätssport der Universität Wien, 2007*

Hüter-Becker, Antje und Dölken, Mechthild, *Biomechanik, Bewegungslehre, Leistungsphysiologie, Trainingslehre,* Stuttgart: Thime, 2004

Jochum, Inka, *Neue Lebensenergie: Die 5 Qi-Gong-Basisübungen nach Meister Li Zhi-Chang,* 2. Aufl., München: Nymphenburger Verlag, 2005

Khalsa, Dharma Singh, Stauth Cameron, *Meditation as Medicine: Activate the Power of Your Natural Healing Force,* New York: Fireside Books, 2002

Klein, Dieter, Wolfgang Laube, Jochen Schomacher, Britta Voelker, *Biomechanik, Bewegungslehre, Leistungsphysiologie, Trainingslehre,* Stuttgart: Thieme, 2005

Krämer, Jürgen, *Bandscheibenbedingte Erkrankungen: Ursachen, Diagnose, Behandlung, Vorbeugung, Begutachtung,* Stuttgart: Thieme, 2006

Larsen, Christian, *Füße in guten Händen: Spiraldynamik – programmierte Therapie für konkrete Resultate,* 2. überarb. Aufl., Stuttgart: Thieme, 2006

Lowen, Alexander, *Depression. Ursache und Weg der Heilung,* München: Kösel 1979

Pilates, Joseph H., *The Complete Writings of Joseph H. Pilates: Return to Life Through Contrology and Your Health,* Philadelphia: Bainbridge Books, 2000

Smisek, Richard und Katerina Smiskova, *40 Übungen zur Regeneration der Wirbelsäule: Prävention und Heilung von Wirbelsäulenbeschwerden mit der Rücken SM-System Methode,* Prag: Eigenverlag: Dr. R. Smisek, 2005

Tittel, Kurt, *Beschreibende und funktionelle Anatomie des Menschen,* München/Jena: Urban & Fischer, 2003

Wenzel, Gerhard, *Qigong. Quelle der Lebenskraft,* Edition Tau 1995

Danksagung

Dieses Buch widme ich meinen Lehrern:

Alan Herdman	www.alanherdmanpilates.co.uk
Alexander Toth, DO. PT.	www.babynet.at
Bob Liekens	www.powerpilates.com
Elizabeth Larkam	www.sfbayclub.com
Franziska Ullmann, Univ Prof Dipl-Ing.	www.ebner-ullmann.com
Franz Kiener, Mag. Arch.	www.architektur-kiener.at
Gordon Thomson	www.bcpilates.com
James Chaffers, Dr. Professor of Architecture	www.umich.edu
Kathy Corey	www.westcoastpilates.net
Lynne Robinson	www.bodycontrol.co.uk
Marie-José Blom	www.longbeachdance.com
Rael Isacowitz	www.raelpilates.com
Roland Schaufler, Dr. med.	www.praxis-schaufler.at
Yu Jae-Sheen	www.floweroflife.org

Mit großer Dankbarkeit denke ich auch an die vielen besonderen Menschen, die mir bei diesem Buch geholfen haben.

Ein besonders herzliches Dankeschön gebührt Dimo Dimov (Foto), Ursula Polster (Ausstattung), *www.wohnsalon-p.at*, Marion Wächter (Mode), *www.footsteps.at*, den Lektoren Christoph Mandl und Marie-Therese Pitner und – wie immer – meinem Partner Stefan Mayer.